Ser dançaterapeuta hoje

Dados Internacionais de Catalogação na Publicação (CIP)
(Câmara Brasileira do Livro, SP, Brasil)

Fux, María
  Ser dançaterapeuta hoje / María Fux ; [tradução Lizandra M. Almeida]. — São Paulo : Summus, 2011.

Título original: Ser danzaterapeuta hoy.
ISBN 978-85-323-0793-4

1. Dança 2. Dança terapêutica 3. Dançateurapeuta como profissão 4. Expressão corporal 5. Movimento terapêutico 6. Saúde – Promoção I. Título

11-09883   CDD-615.85155

Índice para catálogo sistemático:
1. Dançaterapeuta como profissão   615.85155

EDITORA AFILIADA

Compre em lugar de fotocopiar.
Cada real que você dá por um livro recompensa seus autores
e os convida a produzir mais sobre o tema;
incentiva seus editores a encomendar, traduzir e publicar
outras obras sobre o assunto;
e paga aos livreiros por estocar e levar até você livros
para a sua informação e o seu entretenimento.
Cada real que você dá pela fotocópia não autorizada de um livro
financia um crime
e ajuda a matar a produção intelectual em todo o mundo.

Ser dançaterapeuta hoje

María Fux

Do original em língua espanhola
SER DANZATERAPEUTA HOY
Copyright © 2007 by Editorial y Distribuidora Lumen SRL, Buenos Aires
Direitos desta tradução reservados por Summus Editorial

Editora executiva: **Soraia Bini Cury**
Editora assistente: **Salete Del Guerra**
Tradução: **Lizandra M. Almeida**
Consultora técnica: **Déborah Maia de Lima**
Fotos de capa e miolo: **Andrea Angeli (exceto as das páginas 18, 23 e 45)**
Projeto e diagramação: **Printmark Marketing Editorial**
Capa: **Alberto Mateus**
Impressão: **Sumago Gráfica Editorial Ltda.**

Summus Editorial
Departamento editorial
Rua Itapicuru, 613 – 7º andar
05006-000 – São Paulo – SP
Fone: (11) 3872-3322
Fax: (11) 3872-7476
http://www.summus.com.br
e-mail: summus@summus.com.br

Atendimento ao consumidor
Summus Editorial
Fone: (11) 3865-9890

Vendas por atacado
Fone: (11) 3873-8638
Fax: (11) 3873-7085
e-mail: vendas@summus.com.br

Impresso no Brasil

Sumário

Prólogo, 7
Prefácio, 9

1. O mundo, a vida e a dançaterapia, 11
2. Estímulos criativos, 21
3. Não venho ensinar, mas dar, 63
4. Biografia dançada, 81
5. Flexibilidade, 83
6. Testemunhos, 87
7. A música, 111

Epílogo, 115

Prólogo

Todo grande professor deixa uma marca em seus alunos. A palavra que mais expressa a marca que María deixou e continua deixando dentro de mim é *arte*. *Arte* que me fez crescer, que me leva adiante e faz de mim uma profissional na dançaterapia e na arte de ser mulher.

Isso é o que mais caracteriza o Centro de Dança Movimento e Terapia de Florença (Itália) que dirijo, criado em 1978 por duas grandes pessoas: María Fux e Lilia Bertelli.

María Fux foi e é minha ponte com a arte. Arte vivida na primeira pessoa, como processo criativo que se transforma graças à dança. Dança como poesia do movimento, despida do aspecto utilitário, dança expressiva, que tem um significado profundo na relação com o externo e o interno de meu mundo, e também dança simbólica.

Outros professores me mostraram diferentes metodologias de dançaterapia, mas María me mostrou a *arte*. Com esse presente, permitiu-me dar respostas a meu desejo existencial, emotivo, corporal, espiritual, estético e social. *Arte* que me possibilita ser, também, uma ponte com meus alunos e encontrar respostas.

Como María me transmitiu sua arte? Meu olhar pousa em seu ser genial e ao mesmo tempo imparcial, e se une à sua essência.

Diante dos alunos é esplêndida como artista, e como terapeuta é única; ela abriu as portas na dançaterapia. Mas ao mesmo tempo é como todas nós: não julga, olha as coisas como são, no contexto em que se encontram, convivendo com sua própria sombra.

María valoriza o presente como primeiro e único movimento da existência. Olha a vida com uma estética do movimento, e não como o movimento estético.

Essa é sua arte e essa é minha arte.

Enrica Ignesti
Diretora do Centro Dança Movimento e Terapia
Florença, Itália

Prefácio

É por meio da criação que consigo hoje, aos 85 anos, ir cumprindo etapas de comunicação comigo para que sejam possíveis no outro e mobilizem nele algumas partes desconhecidas para poder exprimir melhor minha experiência.

O livro já está escrito em meu corpo. Acredito que coloquei nele parte de minha maturidade nesta vida em movimento.

Como se faz um prefácio?

Tentarei transmitir todo o meu agradecimento, o que tenho à vida e às pessoas que me rodeiam.

A primeira coisa que me ocorre é um enorme agradecimento a Betina Bensignor que, com paciência e inteligência, recolheu minhas palavras, que estão aqui, escritas para vocês.

A cada uma dessas belas e diferentes pessoas com quem aprendi que dar movimento a seus corpos rígidos é encontrar toda a alegria que me deram e me dão com seus sorrisos e seus movimentos abertos.

Agradeço a todos os meus grupos de dançaterapeutas, os que formei na Argentina, no Brasil e na Itália.

A meu filho, Sergio Aschero, com quem compartilho não apenas sua belíssima música, sempre presente em minha vida e em meus espetáculos, mas também a criatividade, a comunicação, o apoio e, especialmente, o amor.

A Irene, minha neta, que tantas vezes cantou em meus espetáculos e, ao lado de Leila e Melina, minhas bisnetas, encheu minha vida de alegria, doçura e amor.

A tantas pessoas que me viram atuar ou tiveram aulas comigo, muitas delas anônimas, que me presentearam com a possibilidade de dar o melhor de mim e continuar crescendo.

Obrigada.

Capítulo

I

O MUNDO, A VIDA E A DANÇATERAPIA

Meu desejo é continuar com o *dar*, palavra que é usada frequentemente e, no meu caso, se concretiza ao expressar as experiências vivenciadas na prática da formação de dançaterapeutas.

Quero, sobretudo, que este livro que está nascendo possibilite transmitir em palavras a potência mobilizadora das imagens, dos sons e do silêncio que expressam quem sou e qual é a minha razão, com o movimento.

Estamos em agosto de 2006. O mundo é uma imensidão de forças antagônicas: o fogo arrasador na Galícia queima uma infinidade de árvores onde pássaros, animais terrestres, plantas e vida subterrânea existiam e não existem mais. Árabes e judeus se matam de forma impiedosa. O que acontece com esta civilização que não muda, que não absorve o potencial que há em venerar a vida?

Tudo isso que acontece diariamente repercute em meu encontro com os grupos e o movimento. Em um encontro com a criatividade por meio da expressão do corpo, fazemos vibrar o fogo por meio de imagens, ou a guerra com os tecidos que nos cobrem o rosto e nos transformam em desconhecidos. Tentamos achar um modo de nos encontrar ainda que não consigamos nos ver, para que possamos transmitir uns aos outros a mensagem da importância da paz.

Todos somos feitos da mesma maneira, com células e formas de vida semelhantes, mesmo que sejamos, cada um, únicos e diferentes. Mas essa diferença não consiste em sentir ódio, devemos encontrar o caminho pela paz e transitá-lo com nossas diferenças, ser inclusivos com o diferente, aceitá-lo e valorizá-lo, porque é da diversidade que surge a verdadeira força da humanidade.

Esse é meu pensamento, e produz força em meu corpo, é o que faz parte dos encontros e pode ser o tema central de alguma aula.

Durante esse processo me reencontro com imagens que têm raízes muito antigas que, acredito, transcorrem como fundamentos ou experiências duradouras.

No ano de 1955 fui convidada para ir a um congresso da Juventude pela Paz, em Varsóvia.

Quantos anos se passaram e o que foi feito para que hoje ainda me pergunte: a paz existe?

Depois de 51 anos, em uma civilização computadorizada, tecnologizada com equipamentos cada vez mais complexos e minúsculos que parecem resolver tudo, mas não têm alma, volto a me perguntar: o que acontece conosco?

Não gostaria de deixar de lado o que fiz, mas continuar com o que significa estar presente hoje e agora na formação do dançaterapeuta. Sempre estive preocupada e ocupada na integração de pessoas diferentes e na valorização humana e social que significa não ser notório.

Recentemente realizei espetáculos, entre eles uma biografia dançada com um grupo de 21 pessoas formadas por mim em dançaterapia. O grupo era heterogêneo, integrado por algumas pessoas com dificuldades, entre elas uma pessoa surda, Mónica, que trabalha comigo há 15 anos. Minha proposta sempre foi a de que "o silêncio pode ser dançado".

No palco, diante do público, me pergunto: "Os ritmos vêm de dentro ou de fora?" Minha resposta, sempre dançando, é saber que tenho memória auditiva, e ainda que pense que estou em silêncio percebo que vozes, lembranças de música, sons do mar, do vento se filtram... Tudo em mim, ouvinte, é a experiência de um silêncio fragmentário que definitivamente não existe.

Quando pergunto a Mónica, em cena, "O que é o seu ritmo?", ela constrói por meio de seu corpo, em um tempo limitado, diversos ritmos não audíveis e ao mesmo tempo expressivos, para se comunicar através do corpo.

A beleza que se alcança por meio do silêncio real (ela é surda absoluta) é maravilhosa, e sempre me surpreendo diante daquilo que já havia percebido e continuo confirmando: que o silêncio pode ser dançado.

Essa resposta foi dada por Mónica em um teatro de um dos circuitos teatrais mais prestigiados de Buenos Aires, com um público enorme, em um espetáculo no qual ela dançou com um grupo de dançaterapeutas.

Nesse instante em que eu falo do silêncio, se dá a resposta de todos os "Sim, eu posso" presos no corpo de Mónica e do grupo em longos anos de trabalho, de medos, de alegrias, de esforços, em meu estúdio. Sempre promovendo a integração e permanentemente aceitando o que não sei, para encontrar, como neste caso, estas e outras respostas.

A palavra *ensinar* me preocupa porque continuo sustentando que não ensino, mas entrego o que vou descobrindo a partir de meus próprios limites e possibilidades.

Há 60 anos ofereço minha experiência aos outros, e nesse aprendizado observo o que essa entrega me traz.

☉ Encontros que marcaram meu corpo

Um encontro maravilhoso aconteceu em Pádua, na Itália, a convite dos padres franciscanos, em Villaggio San Antonio. Ali vivi uma das experiências que marcaram minha vida de maneira inesquecível.

Fui convidada a dar um curso a 80 alunos com diversas dificuldades motoras e mentais. Ao saber de tamanha quantidade de participantes que a proposta indicava, reconsiderei toda minha forma de encarar o trabalho.

Até aquele momento eu costumava incluir uma ou outra pessoa portadora de algum tipo de dificuldade no grupo, mas naquela ocasião todos os alunos tinham alguma limitação.

É quase óbvio contar que não consegui dormir na noite anterior, que o medo estava presente em todas as imagens e pensamentos que me surgiam. Medo de não saber, de ter assumido algo que ia além de minhas possibilidades.

Aceitei a situação na qual me encontrava e me deixei guiar pela intuição, assim como vinha fazendo nas últimas aulas, já que sempre recorro a ela quando preciso tomar decisões em situações difíceis ou desconhecidas.

No dia seguinte entrei no salão onde a aula se desenvolveria, um espaço extraordinário com 1.700 pinturas nos tetos e paredes.

Para começar o trabalho, dividi as pessoas em dois grupos, com os quais trabalhei separadamente, em companhia de três padres religiosos, que eram seus educadores e participaram da experiência.

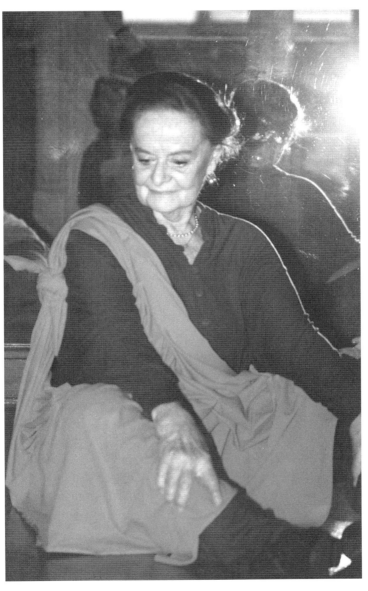

A cor me olha (María).

16 | SER DANÇATERAPEUTA HOJE

Dispus os alunos sentados a minha frente e podia ver seus rostos, alguns com um ar de curiosidade, outros sem expressão.

Extraí de meu corpo o primeiro e mais importante: comecei a "jogar beijos" em um ritmo permanente, de pé, olhando para eles.

Em um primeiro momento a reação foi de surpresa, mas um instante depois todos começaram a me imitar, devolvendo a base rítmica, fazendo viajar os beijos de um lado para outro do salão, com ritmos e tons.

Instantaneamente comecei a sentir que uma porta se abria entre nós, como um fio misterioso, e utilizei a base rítmica para dar sentido de tempo, ao que acrescentei o ritmo de minhas palavras em italiano que diziam "O tempo vai e vem", transmitindo a ideia de um relógio.

Associei as imagens do tempo e do relógio com a ideia de um tambor imaginário. Utilizando música com ritmos diversos, obtive as mesmas respostas que em um grupo "normal".

Durante uma hora se fizeram presentes o tambor, o ritmo do relógio e o do coração, os beijos, a respiração.

Realizei uma experiência similar com outro grupo, começando com o ritmo do coração, e acabaram trabalhando com ritmos simples que eles criaram.

Assim sucederam os encontros de uma hora durante cinco dias consecutivos. Em um deles comecei um diálogo com minha mão: "Esta minha mão, que tanto me conhece e não fala, que sabe acariciar e sentir raiva, que conhece de mim mais que minha mãe, é meu espelho. Nela me vejo e sinto o que acontece dentro de mim". Comecei a dançar junto com a música de Albinoni, conduzindo minha mão e a mão de cada um com seu corpo, formando figuras no espaço.

Trabalhamos intensamente durante as dez horas que durou o curso. Utilizamos o elástico com música de Piazzolla, a cor, as cordas do violão. A resposta foi maravilhosa, em todos os planos, e se criava uma aproximação cada vez mais profunda e afetuosa. No instante em que perdi o medo, senti a gratificação de ver a beleza em seus rostos e corpos.

Alguns traduziram a integração entre o corpo e o movimento em desenhos muito expressivos, que logo me entregaram, e neles também estavam presentes os violões, as cores, os tambores, as mãos, o espelho que, em alguns casos, devolvia a imagem de uma mulher sorrindo.

Passaram-se quase 20 anos e desde então mantenho presente a sensação que tive nesse curso, a certeza dessa frase que nunca me canso de repetir: "Sim, é possível".

Durante minha estada em Pádua dei aulas todas as tardes aos padres franciscanos, a algumas freiras e um grupo de 40 pessoas, entre eles psicólogos, foniatras, reeducadores de surdos, professores de dança. Mostrei a eles o material que trabalhava durante a manhã com os dois grupos de jovens deficientes, para que pudessem compreender melhor por que agia daquela forma com eles. Confrontei a experiência com a projeção de um vídeo gravado pelos padres franciscanos durante algumas manhãs.

O caminho que se abriu durante esse encontro, tanto com os alunos com limitações como com os adultos, continua aberto, espalhando essas raízes em diferentes pontos da Itália.

Para mim significou a confirmação da ponte na qual me transformo diante do corpo do outro, das maiores ou menores dificuldades dos alunos, a partir da criatividade, sem impor modelos, simplesmente permitindo aflorar o movimento autêntico e próprio de cada um.

Quero recordar outro encontro que vivi há muitos anos, por volta de 1987, na Itália, com um grupo de pessoas com problemas físicos graves, transtornos mentais e psiquiátricos e autismo, síndrome de Down, na Caritas Franciscana de Vicenza.

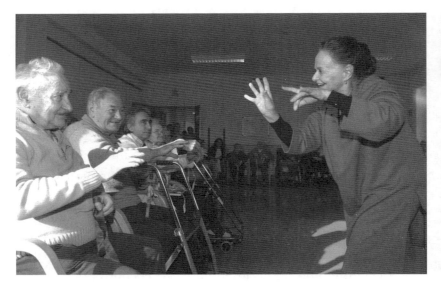

Sempre é possível.

Fui dar cursos de formação a trabalhadores, e no momento em que nos encontrávamos em um dos almoços coletivos aconteceu algo maravilhoso. Compartilhava a mesa com um grupo de cinco pessoas cujas idades oscilavam entre 16 e 28 anos, mas a mentalidade era de muito menos. À minha frente havia uma jovem com síndrome de Down, comendo de maneira um pouco diferente da nossa. Em torno da mesa girava uma jovem autista, corpulenta, com um olhar totalmente perdido, dando fortes socos em seu próprio rosto, provocando hematomas. Como não comia nada, a primeira jovem se levantou, aproximou-se dela, pegou-a pela mão, sentou-a a seu lado, pegou sua colher e disse: "Mamãe te dá a papinha, abre a boca e come". Assim, a jovem autista comeu pela mão da companheira.

Ver essa ação tão comovente, na qual uma pessoa "diferente" percebe outra que está em uma situação de inferioridade e a ajuda com seu cuidado a realizar o ato mais primário e vital que é comer, *dar de comer ao outro*, e vê-lo responder, merece a única palavra possível: *amor*.

Permanentemente comprovo, nos seminários que dou na Espanha, Itália, França, Inglaterra, Estados Unidos e países da América Latina, o que pode ser conseguido com a transformação de minha metodologia transportada para um belo espetáculo, e vice-versa.

Dançaterapeutas formados por mim em Florença e em Milão, onde funcionam centros de formação em dançaterapia com meu nome, aplicam este método, nascido sobre o palco, e vão ao encontro do corpo em movimento em presídios de mulheres, instituições de idosos, no trabalho com viciados. Eles encontram uma resposta tão forte que sempre me emociona e me conecta com tudo que nasceu na criação da dança no palco.

Sempre digo que esse tipo de proximidade com os outros acontece porque vou descobrindo o universal que está dentro do corpo do outro, algo que não me pertence.

Capítulo

2

☙ ESTÍMULOS CRIATIVOS ☙

Quando inicio um grupo de formação em dançaterapia, penso e escolho a simplicidade como forma de comunicação.

Os grupos que tenho, em geral, são heterogêneos e formados por psicólogos, terapeutas, profissionais do movimento, pessoas que se aproximam por curiosidade, professores de educação física, bailarinos, e são sempre numerosos.

☙ Como nasce uma ideia

Anos atrás, produzi espetáculos para crianças nos quais refletia diferentes viagens que nada têm que ver com a geografia. Eram travessias imaginárias através da música.

Descrevo aqui como iniciava esse espetáculo: atravessava o palco com uma vasilha decorada com muitas flores e começava a contar ao público, repleto de crianças, que aquilo não se tratava de uma viagem comum de trem, de barco ou de avião.

A primeira coisa que fazia no palco era perguntar ao sol ou à lua: "Por que brilham?"

Então, com uma música escolhida especialmente para o tema, começava a dançar o brilho, sobre o qual novamente fazia uma pergunta: "Brilho de quê?" E respondia por meio do movimento e das palavras: "Da chuva quando molha suavemente as folhas".

Em seguida partia para uma viagem por meio do sorriso que a música despertava. E então rumo ao maravilhoso mundo de "A cor que dança"; e com diapositivos de cores compartilhava do palco a transformação de meu corpo pelo movimento e criatividade.

Em dado momento, dançando um prelúdio de Chopin, surgiu a imagem de um ponto. Um ponto que envolvia o ritmo da obra. E chamei-a de "O ponto me chama".

Também encontrava uma viagem diferente percebendo o som de uma flauta ou um tambor que transformava o movimento, e, então, convidava aquelas crianças, sentadas na plateia, para subir ao palco e compartilhar comigo uma viagem rumo à primavera.

Produzi esses espetáculos e continuo produzindo para oferecer às crianças outro tipo de viagem, fantástica, cheia de imaginação e ao mesmo tempo real, a partir do movimento autêntico que elas desenvolvem no palco.

⌒ Do palco para uma aula a crianças

Então nasceu um dos encontros que me aproximam de algo muito misterioso, que é a criação de uma linha. Esse estágio do trabalho com os grupos é parte de um começo da atividade.

Procuro uma base musical rítmica clara e entro em contato com o ponto que está no ar.

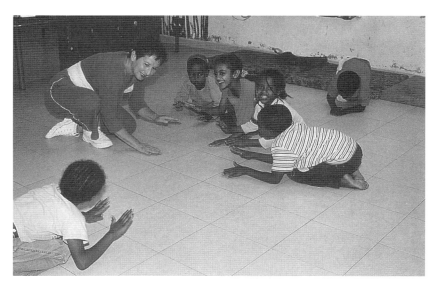

Crianças imigrantes etíopes dançando (em Israel).

24 | SER DANÇATERAPEUTA HOJE

Existem muitos pontos que não vemos, que estão no espaço. Então pergunto se alguém viu um raio de sol entrando em um quarto e a quantidade de pontos revelada pela luz. Exponho dessa maneira para tornar o invisível visível. Essa experiência pode ser aplicada com crianças de 3 a 10 anos.

Logo "toda a família de pontos" intervém para que esse protagonista não fique sozinho; então aparecem os pontos unidos, que criam a linha.

A linha pode ser pequena, grande, pode ter as pontas unidas, ser redonda, ondulante como o mar, pode ser alta ou muito baixa. Já temos os elementos conhecidos na geometria, ainda que não utilizemos essa palavra, mas fazendo compreender que, ao mover os componentes que o ponto traz, todos juntos, estamos dançando no espaço.

Essa ideia nasceu da experiência com um ponto descoberto em um espetáculo para crianças, graças a meu amigo Chopin e seu prelúdio.

A resposta, que acontece também com os grupos de adultos, é dada por todos os integrantes da classe, mesmo as pessoas "diferentes", porque a visão do que se faz ou se diz se unifica com o que é verdadeiro, com algo que não muda, que não tem fronteiras nem tempo.

Mais do que inventar, creio que essa ideia é resultado de descobrir aquilo que é comum a todos e permanece lá dentro, esperando para se manifestar; é estimulá-lo a emergir pela criatividade.

☉ A mão

De onde surgem as ideias para tratar de recuperar o corpo esquecido, endurecido por limites psíquicos e físicos? Como surgem dentro de mim essas ideias que se tornam movimento, que são uma chave para que nos expressemos criativamente e possamos produzir a liberação da nossa energia?

Mais do que explicar, posso afirmar que surgem de dentro, do corpo, e são atraídas pelas ideias como por um ímã.

Quando era pequena, antes de dormir, brincava com a luz do abajur refletida na parede de meu quarto, fazendo sombras com as mãos. Minhas mãos de menina, que dançavam, me faziam imaginar figuras e corpos, que costumavam me acompanhar musicalmente com uma melodia cantarolada, ou com diferentes ritmos que produzia com a boca. Não conseguia pegar no sono sem brincar com as sombras de minhas mãos que dançavam na parede.

Anos depois, a mão adquire um valor extraordinário em meu trabalho, para projetar-me e projetar-nos como grupo por meio dela.

Descobrir um dedo que fala e se dar conta de como ele está ligado a outros dedos da mão, que a partir desse momento será a protagonista.

A mão começa a falar lentamente, como se fosse um personagem. Começamos a observá-la a partir do que a música projeta nela e descobrir como expressa o que realmente somos. Como fica triste, como se alegra, se fecha, espera. E a música participa da totalidade do que é expressado.

A mão tem comunicação com o ombro, chegando ao corpo, que se fecha ou se abre, segundo o que procura nessa música. Lentamente, essa mão procura a outra (a outra parte do corpo que estava adormecida) e, entre as duas, de pé ou no chão, utilizam todo o corpo.

Às vezes digo "A mão está longe de mim" ou "Está perto, me acaricia, tem raiva de mim"... E está se expressando com todo o corpo que está em movimento por meio das palavras, que são ideias.

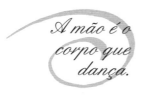

A mão é o corpo que dança.

Assim que essa etapa foi construída com a participação do que a música vai gerando, a mão começa a funcionar como espelho revelador que nos olha de dentro para fora. E então o olhar vai para a mão que se transformou em espelho, e é ela que mobiliza com uma pergunta que sempre formulo: "O espelho me olha ou eu o olho?"

As duas mãos vivem seu momento na aula, cada uma a seu tempo. Nunca digo "Usamos primeiro a direita" ou vice-versa, mas o trabalho se dá primeiro com a mão que está pronta, independentemente de ser ou não a mão dominante.

Lentamente vou em busca, com uma delas, de olhar para alguém do grupo. Mostro-lhe meu espelho e minha companheira faz o mesmo com o dela. Logo nos aproximamos para começar a nos ver e descobrir, com uma mão, todo o corpo da companheira, o limite, sem tocá-lo, apenas olhando através desse espelho, percorrendo-o e desenhando-o até nos encontrarmos.

Uma vez que o desenho e o conheço, posso abraçá-lo e ir ao encontro de seu corpo sem temor, e saber que tem um limite, como o meu, mas diferente.

Então começa um belo encontro no qual um dedo se transformou em uma mão que agora se transforma em "Te vejo e reconheço meus limites e os seus, quando me afasto de você".

Lentamente, uma vez separadas no espaço, vou reencontrando minhas duas mãos que me abraçam.

Na maioria das vezes, utilizo elementos sensíveis que me pertencem, mas não são valorizados até ser redescobertos. Nos grupos integrativos* com que trabalho em minhas aulas, essa

---

* Aula mista em que participam e dançam juntos alunos sem dificuldades e alunos com algum tipo de dificuldade, como visual, auditiva, locomotora, causada pela síndrome de Down, entre outras. (N.E.)

inclusão permite aos alunos ampliar a criatividade e fazer surgir novos elementos.

Dentro de cada um deles existem possibilidades insuspeitadas que só se liberam através do movimento, promovendo uma mudança e uma segurança em relação aos "Sim, eu posso" do corpo, mesmo nas pessoas com mais limitações.

Em cada encontro todos experimentam transformações, mesmo aqueles que padecem de sérias contraturas nas articulações das mãos, como acontece com os espásticos.

Ao falar da mão que se abre para nos olhar, acontece imediatamente uma resposta nas articulações: começam a se abrir e a se perceber como se realmente fossem um espelho. Os dedos se estendem e fazem parte dessa dança entre o corpo e o olhar.

"Minha mão e a sua são um espelho no qual nos olhamos. Ali se refletem nossos dois rostos, um interno e outro externo, que é o que todos conhecem..."

Com essa linguagem simples, pude chegar tanto a adultos como a crianças de 8 anos. Por meio da música que tudo envolve e de minhas palavras, surge o sentimento que queremos expressar a partir da imagem pessoal e única desse espelho.

Ele permite que eu me veja de fora, mas como é um espelho imaginário que vive em meu corpo registra e me devolve as imagens daquilo que vivi, as coisas que fiz e transformaram meu corpo, ou aquelas outras que não cheguei a concretizar e ficaram suspensas, enroladas em alguma parte do meu ser e com as quais hoje posso me conectar.

Ali mesmo, no solo e com os olhos abertos, saio ao encontro do outro espelho, o interior, aquele que devolve uma imagem que só nós podemos ver. Nele ficam gravados nossos medos, nossas alegrias, a raiva ou a paixão, o desencontro e a possibilidade de dar.

Todo o grupo expressa essa interioridade livremente, de forma absolutamente original e criativa, sem mediação de palavras ou senhas. O corpo transcorre nessa busca em um espaço de liberdade que devolve a ele elasticidade, apoio e confiança. Mesmo quem tem problemas físicos navega nessa experiência gratificante de uma busca pessoal que começa no estúdio, e uma mudança que vai muito além do que consigo perceber se produz.

Até o final da aula, com olhos abertos, nos aproximamos do espelho "físico" que ocupa a parede do estúdio, nos olhamos e registramos a mudança.

☯ O que é o contato

Normalmente pensamos que o contato se dá com o outro.

É interessante ver, estando todo o grupo no chão, como a palavra *contato* ganha um significado maior quando realizado numa superfície dura que contém nossos corpos, proporcionando segurança nos movimentos a fim de nos deslocar.

A música que escolho ajuda o corpo se trasladar, fazendo sentir a extensão e a confiança que o chão lhe dá.

Além disso, procuro transmitir a ideia de que o chão de madeira de meu estúdio, onde realizo o trabalho de dançaterapia com os grupos, em algum momento foi um bosque cheio de árvores que tiveram de ser cortadas e fragmentadas, e nos pedaços podemos encontrar linhas, desenhos que o tempo gravou em seus troncos.

Isso ajuda as crianças e os adultos a tomar consciência de onde estamos sentados.

Percebi que, se não fosse pela experiência anterior que tive com o ponto, não conseguiria distinguir essas linhas na madeira do piso de meu estúdio. O que acontece hoje começou a ser construído no passado, em outras experiências que hoje constroem novos aportes para descobertas futuras.

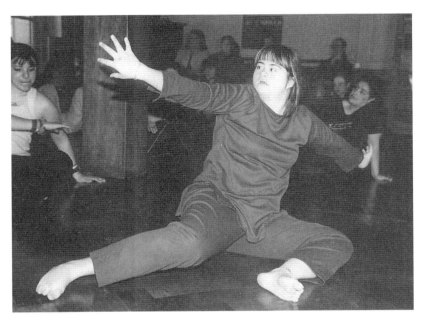

Minhas mãos tocam o espaço.

30 | SER DANÇATERAPEUTA HOJE

Também o ar, o espaço, tem contato com o corpo e se transforma. A forma do contato com o espaço é diferente se desenvolvo a ideia em pé ou no chão. Trabalho com cada um desses elementos para realizar o método que vou descobrindo por meio da minha arte.

Divido os grupos: cada um vai se entrelaçando por meio da comunicação que se estabelece com o contato entre o chão que afirma e o espaço que não se vê e sobre o qual nos movemos. O chão é fixo, mas o espaço muda quando nos movemos.

Então, a relação que tenho com a música, que é introduzida em cada encontro desde o começo, oferece uma afirmação dessa busca de criatividade que o corpo tem.

☉ O que é o ritmo

Podemos desenhar nas mãos os olhos que nos olham por dentro. E olhando uma mão, unida à outra que tem o outro olho, nos vemos dentro do corpo.

Sempre me preocupei em saber o que é o ritmo. Se é produzido pela audição ou pela visão.

Vamos à aula de hoje.

A palavra, quando surge, nasce do corpo.

O que estou dando nasceu no corpo.

Um grupo heterogêneo de 30 pessoas, de idades variadas que vão dos 20 aos 75 anos, profissionais do movimento ou não, pessoas que vêm para reencontrar seu corpo em diferentes fases da vida, incluindo uma jovem que toma muita medicação (pois sua mãe diz que é bastante agressiva), que tem aulas comigo há três meses.

Chamo de grupo heterogêneo porque é formado por pessoas que estão começando, que trabalham comigo há um ou dois anos, que já frequentam meu estúdio há oito ou dez anos, uma ou duas vezes por semana.

Todos vamos ao encontro de um ritmo africano complexo, cuja métrica captamos tentando encontrar a repetição constante que nos dê confiança. Assim o fazemos, demonstrando em meu corpo.

Então aparece o outro ouvido, o que registra como é composto, porque quando se pensa em ritmos de percussão fazemos a associação com um tambor. Mas também podem ser percutidos com pauzinhos, metais, objetos de diversos materiais e sonoridades, ou trabalhar no silêncio, criando ritmos com o corpo, batendo em diferentes partes, com sons da voz, com monossilábicos.

Escutamos o que está incutido nesse ritmo aparentemente igual e nos conectamos com a diversidade que poucas vezes se percebe com a variedade de instrumentos que o formam. É possível dividir em pequenas partes e partículas, ou seja, naqueles elementos tímbricos que os constituem. Isso proporciona maior criatividade e menores possibilidades de ouvir e registrar.

Ao fechar os olhos, percebemos de uma maneira não visual os diferentes componentes instrumentais desse ritmo, à medida que os diversos timbres e formas vão se incorporando.

Então o grupo, que está no chão com os olhos fechados, vai percebendo as variadas e independentes texturas e sonoridades que existem de forma independente nesse ritmo, e que eles acabam de descobrir como partes dentro do todo. Assim, a percepção sonora desse corpo que recebe a percussão ajuda a criar variações sobre um tema.

Pergunto: "Esse ritmo que escutamos vem de fora? Existem outros ritmos que se produzem dentro do corpo, como o batimento do coração, a respiração e muitos outros. Cada um de nós caminha pela casa ou na rua com um ritmo que lhe é próprio, embora não seja audível. Também quando comemos, tiramos a roupa ou descansamos estamos fazendo ritmos".

O ritmo pode ser audível ou não, estar dentro ou fora de nós, mas existe plenamente em cada ato de nossa vida, sempre.

A partir dos sons produzidos com a boca, a voz, a laringe, fazemos emissões guturais, agudas, rápidas, lentas. São ritmos que nos pertencem e podemos obter por meio de sílabas repetitivas ou rítmicas.

O que trago para o grupo é a possibilidade de pensar no ritmo sem associá-lo a um tambor ou a um instrumento de percussão, porque isso vincula a uma única imagem, a um estereótipo.

Em minhas aulas, porém, aponto para compreender tanto as dificuldades quanto as possibilidades para abrir espaço para a criatividade na percepção e no movimento com o ritmo.

Agora, essa música que escutamos desde o começo da aula é uma totalidade muito mais ampla e rica que não foi incorporada pela observação, mas foi vivida com o corpo pelo grupo em sua totalidade.

O que se vê e o que se sente é que cada um é criador de estímulos, sensações, ideias e movimentos que têm ritmo.

Como se pode envolver e produzir caminhos para a mudança

Pego um elástico da extensão de meu estúdio e, no chão, formo linhas diferentes, como se fossem caminhos ou pegadas em uma trilha.

Quando o grupo entra, vê uma longa linha branca compondo desenhos no chão e percorrendo um caminho irregular. Sabe-se onde começa e onde termina.

Procuramos um lugar e, quando a música que escolhi com a ideia de uma continuidade melódica começa, sente-se a união com o caminho desenhado no chão com o longo elástico.

Cada um de nós observa a linha sem tocá-la, sem modificá-la. Começamos a desenhar suas formas no ar, do modo como nossa visão particular a percebe e o modo diferente de observar esta forma quando dançamos em pé ou no chão.

Os caminhos mudam, se você quer mudar.

Ao desenhá-la no ar, todo o corpo se faz presente e passa a se unir com aquilo que sente na música, que também foi incorporada a essa longa linha e faz parte do caminho que começamos a percorrer.

Organizo essa parte da aula em três grupos, e cada um vai mostrando seu percurso sem tocar o elástico, em diferentes níveis: uns estão em pé, outros no chão.

Uma vez cumprida essa etapa, quando a percepção musical foi incorporada, eu "falo" com o caminho, e ao fazê-lo pego o elástico. Lentamente vou incorporando-o, levando com uma mão essa linha que estava estática e agora se transforma, abrindo e fechando meu corpo, e minha relação com esse caminho também está mudando. O elástico e eu nos movimentamos.

Ao levantar o elástico com uma mão, imediatamente a linha observada se transforma em desenhos geométricos triangulares, redondos, ascendentes ou descendentes que incorporo a essas formas que vão se traduzindo no espaço, em relação ao corpo. O desenho de linhas que se unem à música inclui as observações de cada um, pois constatamos que uma mesma coisa é diferente para cada integrante do grupo.

O caminho se transformou. O que era uma linha estática no chão do estúdio se modificou pelo movimento do nosso corpo, por meio da música e da forma como usamos o elástico.

☙ Encontros que se renovam

Por que penso que devo escrever o que vai surgindo nas aulas?

É que estou mudando. Já não busco raízes simbólicas ou o mar como temas para minhas aulas; tampouco trabalho em cima da ideia de ser uma alga ou uma pedra. Esse foi o começo do meu método, há muitos anos.

Os pontos já são linhas que desenham caminhos, em uma continuidade que não se interrompe.

Tudo que acontece em meu corpo, as alegrias, as raivas ou as incertezas, se traduz em movimento.

Quero dar, quero ser uma ponte que se renova e possibilita o encontro com os outros pelo movimento e a criatividade.

☙ Sou uma voz

Utilizando a voz, obtemos os sons das vogais, cada uma diferenciada pela forma que tem, pelo ritmo que produz e pelas mudanças.

Tomamos as vogais separadamente e, emitindo o som em uníssono, sentimos uma harmonia perfeita de nossas vozes.

Criamos formas e vamos registrando em cada grupo a diferença entre um *a*, um *o*, um *i*, que me dão formas verticais, horizontais, redondas. Faço que todos participem valorizando a possibilidade de trabalhar sem música, de produzir movimentos que nos pertencem e notem as diferenças na emissão do som.

Podemos ficar tão zangados... por que não traduzir isso pelos sons que o corpo emite? "Oooo, aaaaaaahhh, bbbbbrrrr..." Expomos nossos medos e raivas para tentar arrancá-los do corpo, e depois, com a ajuda inestimável da voz, podemos responder às nossas emoções com o som das vogais.

Se trabalho com surdos, a possibilidade de compreensão pelo som não é ouvida, mas se corporifica, modulando a boca. Dá a eles uma enorme alegria produzir emissões de som.

A possibilidade de nos mover mesmo sem música, apenas com o que emitimos com a voz, gera grande valorização.

As cordas dentro e fora do corpo

Novamente trabalho com elásticos, mas desta vez individualmente, com pedaços de um metro e meio, unidos em seus extremos.

Nós os incorporamos ao corpo. O elástico se transforma em uma corda de violão ou de violoncelo.

A música que procuro, sem dúvida, tem relação com esses instrumentos.

Começo a tocar essa corda como se tivesse nascido de meu próprio corpo e vou incorporando lentamente em adágios ou andantes a possibilidade que a corda tem de esticar e soltar sem se romper. Isso produz uma relação imediata entre o corpo e o que percebo com meus ouvidos, como se o corpo fosse o próprio instrumento.

Já não somos a corda e eu, mas meu corpo é um instrumento que tem cordas. Utilizo o espaço, e a música se incorpora de uma forma viva que produz alegria.

Deixo o elástico no chão e comento que existem cordas dentro do nosso corpo, como as veias e as artérias, que fazem também um percurso, são elásticas e trabalham permanentemente para que a vida possa fluir em silêncio.

As cordas estão dentro do nosso corpo.

Observo em meus pulsos e em minhas mãos as veias, e com uma mão desenho todo o caminho que elas fazem ao longo do meu corpo, participando da música que une a imagem do som da corda com meu corpo.

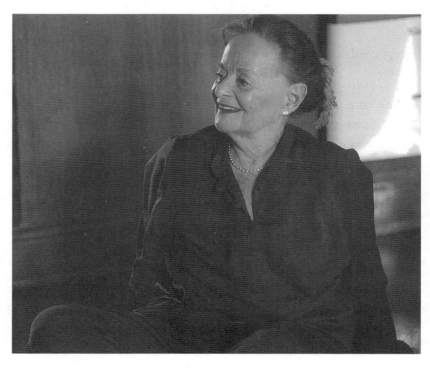

Como é bonito olhar.

Com o mesmo andante ou adágio, de violão ou violoncelo, tento viver essa realidade que poucas vezes se sente ou se vê.

A música que vem de fora é um fio invisível que penetra o corpo e sai dele com movimentos. Faz uma enorme quantidade de desenhos ao redor de meu corpo no espaço, e vejo como seus fios podem estar ligados a outros companheiros. Juntos começamos a tirar "fios de música" ou cordas do outro corpo, não apenas a música que escuto; agora estamos ligados aos outros e isso nos ajuda a não nos sentir tão sós.

A vida é uma corda, uma corda que tem a capacidade de dizer qual é meu limite.

E sinto seu prolongamento em mim por meio da comunicação que ela tem com a minha vida, em uma continuidade que não se rompe...

⊙ O que é a ternura

Coloco um montão de balões inflados em torno do grupo. Pegamos um por um e os tocamos suavemente, mostrando, sentindo e vendo de que maneira a luz do dia ou da lâmpada produz no balão diferentes formas e tonalidades.

Escuto uma música que pode ser um canto, e esse som tranquiliza meu corpo. Pouco a pouco vou descobrindo quanta ternura tenho para dar.

Lentamente o balão se transforma em um ser vivo ao qual posso dar minha ternura, minha doçura, fazendo-o girar suavemente, tocando-o e vendo como a luz que se reflete nele muda quando o movo.

É tão difícil dar ternura quanto descobrir o que temos dentro de nós. O balão se transforma em um ser vivo que necessita de toda a nossa doçura.

A ternura se faz presente e devolve beleza porque podemos dá-la aos outros.

38 | SER DANÇATERAPEUTA HOJE

A transformação do grupo confirma tudo isso, e a música já não é uma ponte, mas parte dessa palavra que a carrega de ternura, unindo-se à esfera redonda transparente e ao corpo.

Esse tipo de trabalho é muito interessante para ser feito com pessoas tensas, nervosas, ou que têm certa espasticidade. E as mudanças que se veem são uma resposta assombrosa.

☉ Como era antes de nascer

Um dia me ocorreu perguntar-me como eu teria sido antes de meu nascimento, antes de conhecer minha mãe, e incorporei esse tema às minhas aulas.

Todo o grupo, no chão, com os olhos fechados, começa a sentir os primeiros meses de vida dentro do ventre da mãe.

Progressivamente, com movimentos que vão aumentando de intensidade, chegamos ao sétimo mês e temos de mudar a cabeça para o lugar da pelve (sempre de olhos fechados). Rodamos em nossa posição e, quando "chegamos" ao nono mês, começamos a ajudar nossa mãe para sair à vida. Uma vez fora, com os olhos fechados, a abraçamos e, simbolicamente, cortamos o cordão.

Passa o tempo, nos deslocamos, engatinhamos e começamos a desejar a verticalidade. Com a ajuda da música, vamo-nos colocando de pé, já com os olhos abertos, e nos deixamos cair; não uma vez, mas muitas, e outras tantas voltamos a levantar.

Tudo isso acontece com uma música muito suave que nos ajuda a criar o clima necessário para esse trabalho.

É notável observar como muitas pessoas adultas, durante esse encontro, querem sair do ventre da mãe com os pés.

Eu não faço interpretações, mas é importante registrar o que vem à luz e não se sabe. Algumas vezes, isso é percebido na maneira que temos de expressar raivas contidas à nossa mãe, ou em silêncios.

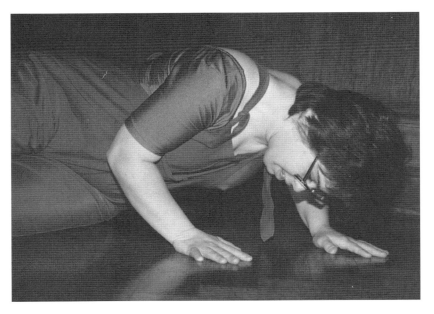

O chão me olha.

O valor do silêncio

Se hoje eu fosse surda, mas tendo sido ouvinte em outra etapa de minha vida, teria memória dos sons, das vozes ou do rumor do mar, embora não pudesse escutá-los neste momento.

Quer dizer que, tendo escutado, tenho memória auditiva. Mas o que aconteceria se eu nunca em minha vida tivesse percebido os sons da música, da voz, se não sei como é o pranto de uma criança por seu som? Tampouco saberia que som produzem o vento, a chuva, os pássaros, nem que há algo chamado música com diferentes paisagens que me dão a oportunidade de mudar e de sentir.

O silêncio existe e pode ser dançado.

Se eu fosse surda de nascimento, que ritmo me moveria?

Sempre me apaixonou e me apaixona o valor do silêncio. Quando conheci não ouvintes, me dei conta da maneira como eles sentem tantos ritmos que eu não percebo. Por meio de seus movimentos, me mostram a possibilidade criativa que existe no silêncio vivo.

Nos grupos, algumas vezes digo que "alguém veio nos ver", referindo-me ao silêncio como uma presença, não como a ausência do som. Então, podem expressar com o corpo como estão, sem o apoio de músicas nem de som agregados, mas percebendo os próprios ritmos interiores.

Assim, o encontro com o grupo aparece de um ponto diferente, onde não há um apoio musical, e se pode viajar muito dentro do corpo para "escutá-lo com outros ouvidos".

A sombra

Estou continuamente à procura de imagens, sons ou possibilidades que a palavra possa ter para estimular a área adormecida dos corpos.

Na desordem do meu pensamento que vai se esclarecendo com o fazer, me dou conta das possibilidades que o mundo ao meu redor tem.

Penso que nos encontrar com a sombra pode ser um estímulo forte para todos e, especialmente, para as pessoas com mais problemas do que nós: surdos, pessoas com síndrome de Down, algumas pessoas com problemas mentais.

Tudo o que transmito neste livro tem sido vivido por mim como artista sobre o palco.

A sombra me vê ou sou eu que a vejo?

A partir de uma pequena iluminação no estúdio, encontramos a sombra, que muda quando eu mudo. É um diálogo consigo mesmo.

Esse conceito de fazer dinamiza o encontro com alguém que nos habita, como a sombra, e não vemos. Muitas vezes somos cegos para ver ou sentir.

Procuro uma música que se ajuste a essa ideia e quase sempre encontro em um instrumento solista, que pode ser flauta, violão ou piano, uma atmosfera para nos conectarmos com nossas sombras.

A sombra pode ser partes diferentes do corpo que se movem, e então ofereço possibilidades para um encontro que não conhecemos.

Minha vida é feita permanentemente de perguntas; não transformo o momento da dança em um espaço psicanalítico. Vejo, sim, claramente, as mudanças que se produzem nos grupos por meio de uma linguagem muito simples, direta e, neste caso, visual.

Quero estimular as pessoas que se interessam pelo movimento por intermédio de diversas modalidades.

A música como ponte

Sempre me perguntaram que tipo de música utilizo para as diferentes propostas.

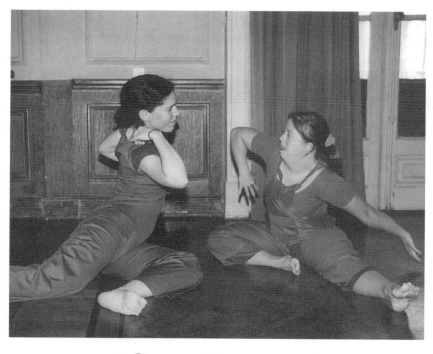

Compartilho o que sinto.

Particularmente, creio que uma mesma música pode ser vista de diferentes formas e oferece elementos distintos com os quais é possível trabalhar e encontrar a melhor maneira de se expressar.

Quando encontrei o modo de me comunicar com o corpo por meio da imagem das raízes, pensei na diversidade, na diferença que haveria se estivéssemos tratando de uma raiz de água ou de terra.

Pensei em qual seria a música mais adequada para trabalhar esse tema e realizei duas propostas:

- Sobre sons da natureza, onde o mar é protagonista a partir de diversas sonoridades do ambiente natural.
- Pegando um andante ou um adágio da forma musical clássica.

Essas imagens são compreendidas tanto aos 3 anos como aos 80, em pessoas que podem se movimentar ou em outras que estão em cadeiras de rodas. O que varia é a percepção: as crianças pequenas descobrem o não vivido como imagem do novo. Comparativamente, os adultos que não se movem, com o pouco de mobilidade que resta em seus corpos, mãos ou dedos, sem falar de articulações adormecidas nem de artrite, precisam ser estimulados com frases do tipo "As mãos são suas raízes e são algas que se movem" ou, em contraste, "Às vezes sentimos que somos como uma pedra"...

A imagem é tão direta que, se é feito um movimento com uma mão, sente-se todo o corpo.

Utilizo a imagem de despertar pela manhã bem cedo, quando o corpo está estático e não quer se mexer. Conduzo o grupo de 60 ou 70 pessoas para absorver essa ideia de olhos fechados, e ir descobrindo de que maneira a palavra, unida à música, torna possível mover o corpo e mudar, e senti-lo vivo.

Absorvendo a ideia do despertar, com os olhos fechados, sentimos a música (pode ser uma flauta ou outro instrumento-solo),

Ao entrarmos em contato com uma superfície imóvel como o chão, perdemos os medos e adquirimos confiança para nos elevar na vertical.

que nos dá a possibilidade de acompanhá-la, sem falar de melodia. E percorrendo com uma mão desenhamos a música no corpo.

O encontro se dá por meio daquilo que escutamos. Não vemos o que o outro faz, mas "o que sentimos". Essa verificação torna possível o despertar para um primeiro encontro.

Isso quer dizer que, se não tivesse encontrado a imagem das raízes há mais de 50 anos, não poderia usar hoje com clareza a palavra *despertar*. Há uma analogia direta, mas diferente, que é percebida.

Cumprida essa etapa, o grupo abre os olhos e começa a perceber o espaço. Comento: "O espaço está vivo, podemos tocá-lo e movê-lo com as mãos". Ao alongar meu corpo, encontro os limites e percebo de que posso mover o espaço que me rodeia: "O espaço se move com o corpo se este se move".

Temos vários apoios. Se conseguimos sentir o espaço, também podemos nos dar conta de que estamos apoiados no chão.

De onde nascem minhas ideias

Do que eu vejo, do que eu sinto, de minhas quedas, de meus desejos e de uma realidade que podemos construir. Então...

Por que não construímos uma cidade?
Nossa casa é nosso corpo.

Construir, nesse caso e em todas as imagens que ofereço, se realiza a partir de uma visão na qual a realidade existe e utilizamos a imaginação.

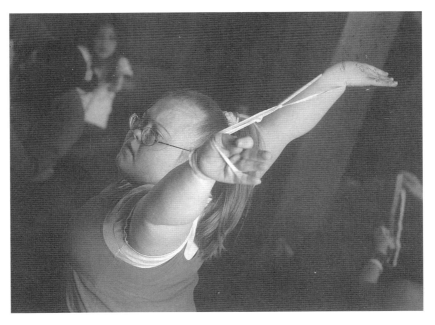

Eu me alongo e sou feliz.

Para construir uma casa, temos de fazer primeiro os alicerces. Com movimentos de baixo para cima, tiramos imaginariamente a terra para dar base e afirmar a nova casa que começamos a criar.

Então, desenhando a ideia no ar, começamos a colocar ladrilhos de formatos diferentes, deixando espaços para portas e janelas, que são construídas com linhas.

Que música nos inspira? Pode ser uma percussão na qual algumas síncopes se destaquem. Pode ser a música de Astor Piazzolla ou um pouco de jazz.

Ao imaginar que colocamos os ladrilhos, construímos casas redondas, quadradas, alongadas... fazemos diferentes planos movendo nossos corpos o tempo todo, variando as alturas, criando os diversos andares até chegar à varanda.

O corpo já está na vertical e podemos ver o céu.

Imaginamos que as janelas podem ter vista para o mar, para a montanha, e que a porta será na frente para poder abrir e fechar infinitas vezes, sempre com o movimento.

Trabalhando com linhas, incluímos a geometria nesse espaço imaginário.

Divididos em três grupos, olhamos, revezando-nos, o crescimento de diversas casas, cada uma com suas particularidades e seus ritmos de construção diferentes e próprios, segundo a maneira pessoal de perceber a música e acompanhar as imagens. Assim, todos fazemos uma grande cidade e olhamos o que outros realizaram nessa forma transparente, que talvez seja parecida, mas nunca igual, porque somos todos diferentes.

O trabalhar sobre uma realidade muito clara, como é a construção de uma cidade que se inicia a partir de uma casa, damos possibilidades ao corpo de saber, de ver e de sentir que o outro que está construindo se parece e ao mesmo tempo é diferente.

⊙ Propostas a partir da música

Sempre desejo que cada coisa esteja em seu lugar.

Algumas vezes uso as palavras rítmicas "cada-coisa-em-seu-lugar" mais rápido, mais devagar, sem música...

Repetimos as palavras, batemos palmas e colocamos nos pés o ritmo que a palavra tem. A repetição a diferentes velocidades me permite usar o corpo sem música, só com palavras.

Logo depois do desenvolvimento dessa ideia, posso procurar uma música que acompanhe cada-coisa-em-seu-lugar.

Se ouvimos o piano com uma flauta ou um contrabaixo, sentimos que cada coisa que escutamos está em seu lugar e todas juntas tornam possível usar a palavra *música*, e isso é um convite para vivê-la.

É importante ter em mente que não estamos sós e que tudo que acontece com uma pessoa também acontece com outra.

⊙ A repetição não existe, existe sempre o novo

Sugerir o que mobiliza o corpo para expressar-se é um mistério enorme que tento revelar em cada encontro comigo mesma e com os outros.

Às vezes sinto que tudo está cortado, e procuro uma música com base rítmica rápida, adequada a essa ideia, na qual os sons não sejam percebidos juntos. Isso ajuda a encontrar tudo que está cortado, por meio de movimentos rápidos, curtos, sucessivos.

Então aprendemos a partir de ideias contrastantes, agora com uma música cuja melodia sem cortes favorece a continuidade e se une ao corpo. Ela nos permite diferenciar uma música rápida, com cortes, de outra que tem mais fluidez e união entre as partes. Assim também valorizo a diferenciação produzida no corpo.

Falamos de contraste, o que existe na música, o que nos ajuda a observar a diferenciação. Mas, se eu não conseguisse escutar, como as pessoas surdas, também poderia compreender com base naquilo que vejo, o contraste entre movimentos.

O movimento truncado é feito com um grupo em pé. Outro grupo, no chão, interpreta a parte conectada. Podemos utilizar a referência que é dada pela música para fazer o movimento.

⌘ Gostaria de falar sobre o que descartamos...

Jogamos tanta coisa fora e não nos damos conta de como algo que descartamos pode ser transformado se transformamos a nós mesmos.

Colocamos um monte de jornais velhos ou papelão no centro do estúdio, de acordo com a quantidade de pessoas presentes.

Nós não queremos olhar para os papelões, que lembram as pessoas que vivem na rua, não queremos vê-los porque nos faz mal.

Sempre penso que não ouvimos apenas com os ouvidos. O corpo é um grande ouvido que sente, vê e realiza criativamente o que escutamos.

Essa é a proposta para a aula de hoje, sempre sabendo que isso pode mudar.

E com uma música de Piazzolla, que simboliza nossa Buenos Aires, lentamente, cada um de nós pega esses jornais ou papelões e, com muito cuidado, começa a ir ao encontro deles, movendo-os.

À medida que os aproximamos de nós com as mãos, notamos que algo está mudando. E não foi o papelão nem o jornal jogado no chão, mas nós mesmos, que os aceitamos e demos a eles a possibilidade de movimento por meio de nosso corpo.

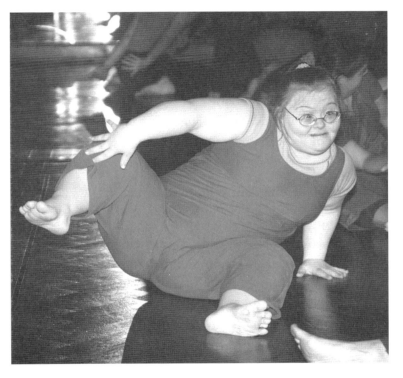

Minhas pernas falam.

É possível mudar se primeiro aceitamos a realidade.

Todo o grupo se move com enorme sensibilidade a partir de uma imagem que já não é agressiva nem ignorada, transformando-a em aceita.

Os jornais e os papelões são imagens que ficaram em meu corpo como parte dessa cidade em que vivo, e se transformam em imagens que podem ser oferecidas. Dessa maneira nascem as formas que produzem mudança.

Essas imagens mudaram de lugar, já não nos desfazemos dos papelões e dos jornais, podemos transformá-los em movimento.

☞ A imobilidade está dentro ou fora de nós?

Chego ao encontro com a cadeira.

Posso escolher qualquer cadeira, que sempre estará silenciosa e nos dando proteção em sua imobilidade.

Pensei ser uma imagem muito simples e clara para trabalhar o corpo sentado sobre um assento.

A primeira coisa que faço é dar a sensação de que ela quer falar conosco e de que temos de entender sua imobilidade.

Começamos com a música, sentados, com os pés apoiados no chão, com o torso, as mãos e a cabeça em contato com as diferentes partes da cadeira.

Vamo-nos movendo e sentindo que ela nos dá segurança. O sentido da música acompanha o movimento de um lado para outro, sempre tocando a cadeira com as mãos, bem apoiados, percebendo o corpo protegido por ela. Começamos a mobilizar as duas pernas em separado, enquanto a música as atravessa dos pés até o quadril.

Movo uma perna e outra, e todo o corpo se mobiliza.

As pernas são os personagens, junto com os pés, que sentem a liberdade de movimento graças ao fato de estarem sustentadas na cadeira.

Então, com as pernas, mãos e torso livres, tomamos a música como parte dessa construção, sentindo que a imobilidade da cadeira produz confiança no corpo.

Logo, lentamente, paro e viro a cadeira no chão. Já não é uma cadeira, tem uma forma distinta, com as pernas para cima, e comento que mesmo assim procuro sua ajuda, seu apoio.

Ponho uma mão nela e me movimento no chão, com a música que me acompanha para descobrir partes desconhecidas de meu corpo. Sempre expressando junto com a música, com o apoio de uma mão ou outra, a possibilidade que a cadeira nos dá.

Suavemente voltamos a colocá-la em sua posição original, sentamo-nos sobre ela de uma maneira diferente, e com liberdade mobilizamos todo o corpo, sentados.

Agora, sim, digo aos presentes que a cadeira simboliza a pessoa que não se move.

Isso que acabo de descrever também desenvolvo em espetáculos nos quais, sentada, transformo meu corpo e meu rosto em diversos personagens, alguns com espasmos, outros com imobilidade em diferentes membros, mas sempre ciente de que existe a possibilidade de mover alguma parte do corpo.

Essa ideia derivou da criatividade no palco e me abriu uma porta para incorporar a cadeira como parte da metodologia em casos de imobilidade.

O imóvel está dentro ou fora de nós? Haverá alguém totalmente imóvel? Quantas coisas essa pessoa tem para nos contar a respeito de nossa própria imobilidade?

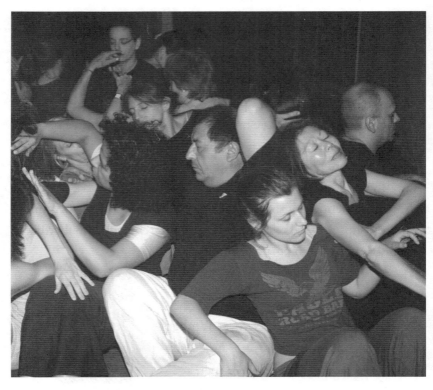

Com os olhos fechados podemos compartilhar.

☞ Como começo uma aula

Tudo que acontece me afeta, não apenas em minha vida pessoal, mas nesta sociedade onde convivem a miséria, o abandono, o horror das mortes nas guerras impiedosas, a insegurança e, por contraste, a enorme alegria de um nascimento, do amor, da natureza que sempre começa.

Tudo me nutre, produz em mim dor ou alegria.

Cada encontro com meus grupos é um espaço de aprendizagem, sempre diferente, sempre em busca. Isso faz parte dos encontros que estou promovendo.

Penso que o que acontece comigo também está acontecendo com outros, e esse pensar produz nos grupos uma enorme comunicação que se vê refletida no final de cada aula, com um aplauso caloroso, feito um abraço que vai sendo cumprido a cada dia.

O que conto não é abstrato: se realiza e pode se realizar com os outros.

Se começo uma aula com a ideia das cordas, vou procurar uma música com instrumentos de corda que, ao ouvi-la, me possibilite perceber sua elasticidade. Sinto como os sons se esticam e afrouxam, produzindo em meu corpo respostas de movimento.

Posso transferir a imagem das cordas para o corpo, como podem ser as veias e artérias que estão dentro de nós e, silenciosas, estão criando e renovando a vida a cada instante.

Sempre com a música presente, utilizo palavras que correspondem à ideia, dançando, convidando o grupo de umas 30 ou 40 pessoas a começar a viver isso.

Não corrijo, não digo "Está certo ou errado", mas estimulo com meu próprio corpo a síntese de uma corda que não se rompe. Faço isso junto com uma música que tenha unidade, sem cortes, e ajudo o grupo a encontrar uma maneira pessoal de desenvolver a ideia.

Trabalhamos primeiro no chão, fazendo extensões para reconhecer o limite de nosso corpo no espaço.

Ao usar a palavra *limite*, busco a extensão máxima de cada um no deslocamento. E comento que cada um pode alargar suas próprias fronteiras sem romper, que então se pode afrouxar e começar de novo, assim como as cordas.

À medida que fazemos isso, vamos reconhecendo a música que se conecta com essa ideia, e a sentimos criativamente.

Vão se movendo em grupos e, conforme a confiança aumenta, depois de meia hora de trabalho em grupo, divido-os para poder ir do coletivo ao individual.

No final, quando a ideia da corda e a visão de nossas artérias e veias silenciosas que esticam e afrouxam os limites no espaço foram experimentadas, considero que é o momento do encontro pessoal com a improvisação.

Divido um pouco mais os grupos e observo o que cada um encontrou, notando que a música se fez realidade pela ideia desta aula e transmite a possibilidade de sentir que "sou forte porque também sou fraco". Essa é a ideia.

É esticar e afrouxar como na vida. Não classifico a resposta, se está bem ou malfeita, mas aceito a diversidade.

Esse é um dos muitos temas que desenvolvo nas aulas. Também posso recriar a aula que dei ontem em meu estúdio: propus a um grupo de 30 ou 40 adultos, que participam dessas aulas duas vezes por semana, fazer uma experiência de ver sem olhar.

Pedi a todos do grupo que se posicionassem o mais perto possível uns dos outros, de olhos fechados. O espaço é ínfimo, cabe unicamente nosso corpo em relação ao outro.

Sentindo o contato, sem saber com quem estou, posso transmitir o ritmo da música que estou ouvindo, com uma mão, para

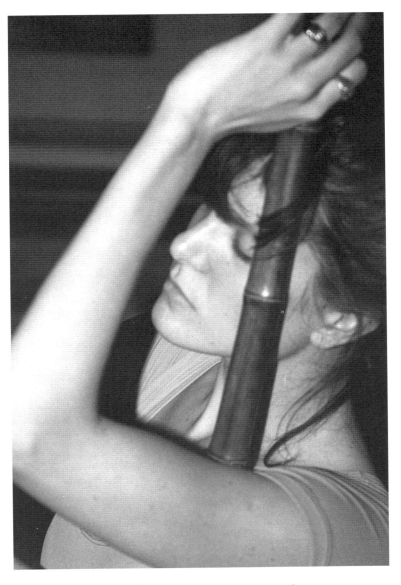

O bambu é meu amigo...

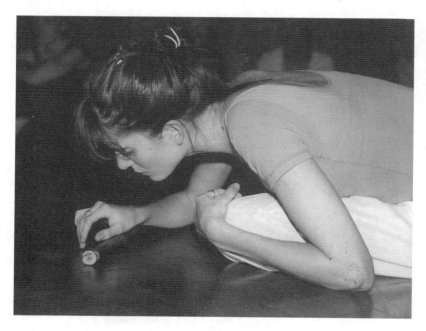

... e dialogo com ele.

meu companheiro. Ele também me transmite nessa etapa grupal.

A cabeça se move lentamente buscando lugar para girar. Sinto minhas costas coladas ao outro e tenho a sensação de não estar só.

Durante todo o tempo os olhos permanecem fechados.

Depois de 15 minutos, quando a observação do próprio corpo sente a pequenez do espaço, peço que, com as mãos no chão, nos desloquemos para procurar um lugar grande onde não sintamos a presença do outro.

Deslocamo-nos procurando um espaço aberto para poder nos expressar.

A música transmite a possibilidade de valorizar cada parte do corpo. Mãos, pernas, braços, torso, sentados ou deitados, vamos criando a possibilidade do encontro com nós mesmos e com a música.

Peço que, sem olhar, desenhemos com uma mão no chão a música que ouvimos. A partir da mão, todo o corpo se move quando desenhamos de olhos fechados.

Outra etapa se cumpre, lentamente, enquanto permanecemos sem olhar.

Agora procuro, rodando ou aproximando-me de diferentes maneiras, com a música não como fundo mas como presença, o encontro com o corpo do outro. Não importa se são duas, três ou quatro pessoas. Com uma mão toco e passo ao outro corpo o ritmo da música.

Lentamente minha mão vai desenhar em meu próprio corpo a música que ouço. Ambas as mãos vão à minha cabeça e depois aos meus olhos. Abro-os e vejo quem está ao meu lado.

Antes olhava. Agora vejo.

Iniciamos novamente, mas agora de olhos abertos. Descobrimos a diferença entre ver por dentro e olhar no espaço externo.

58 | SER DANÇATERAPEUTA HOJE

As aulas começam sempre de uma maneira diferente, com uma ideia geradora que me estimula.

⟲ Outros estímulos

Sem música, com o corpo, que é um ponto no espaço, que pode ser um tom de voz, um ritmo de fora que me toca e me transforma... Torna-se uma linha que me indica como me mover no espaço: vertical, ascendente, descendente, circular...

Com esse pequeno material, já tenho frases para usar em meu corpo dançando. Para utilizar movimentos não ondulantes, aludo à ideia de que estamos em uma fábrica na qual os ritmos vêm dos movimentos retilíneos ou entrecortados que todos fazemos quando "somos máquinas".

Por meio de movimentos retos e rítmicos, vamos criando diversas maquinarias para trabalhar com crianças e adolescentes. A base rítmica é o ponto de apoio para trabalhar essa imagem das máquinas. Outras vezes somos relógios ou carros.

Isso permite utilizar movimentos não ondulantes do corpo, que se reproduzem em uma constante.

Em certas ocasiões exploramos o que quer dizer não ter peso.

Com essa ideia trabalhamos no chão, fazendo flutuar mãos e pés no ar, enquanto realizamos equilíbrios diferentes para sustentar o corpo e os membros como se não tivessem peso. A música acompanha.

A sensação que temos é a de que podemos flutuar, balançando o corpo de um lado e de outro, sustentados com os braços no ar.

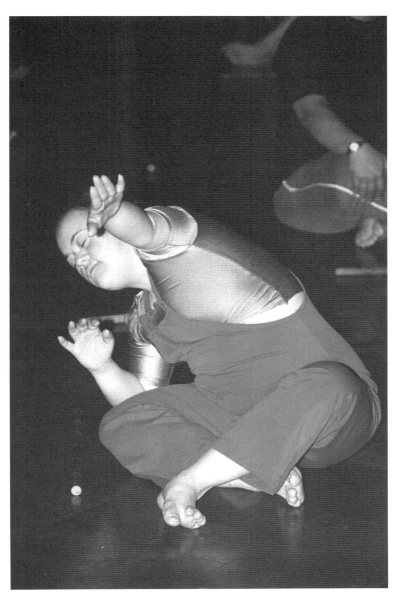

Vejo a música sem olhar.

⊘ A voz. O feminino e o masculino

Sentada à minha mesa, sinto que as palavras fizeram corpo em minha vida.

Hoje foi a maravilha do encontro com o grupo que tem as duas aulas semanais em meu estúdio. É um grupo sempre diferente, porque as aulas são abertas e constantemente aparecem pessoas que vêm pela primeira vez, ao lado daqueles que trabalham comigo há alguns anos.

Na aula de hoje entrou no estúdio A Voz. Essa voz que amo tanto, a de Cecilia Todd.

A capella; sua sonoridade expressava todo o feminino que a voz tem por meio de um corpo que canta por toda a pele.

As mesmas palavras que estou escrevendo foram as que o grupo recebeu, e para senti-las em profundidade pedi que fechassem os olhos e percebessem a viagem que a voz estava fazendo dentro do corpo.

Trinta e cinco pessoas de idades variadas, com corpos e emoções diferentes, se tornaram um *todo* com essa voz tão profunda e ao mesmo tempo tão simples, pura, diáfana...

Em um momento me perguntei por que fazia isso, e tive a resposta no movimento. Essa voz me trazia o feminino que há dentro de mim tentando emergir.

Imediatamente transmiti essas palavras ao grupo e senti a resposta sensível que geraram, fazendo-se corpo enquanto cada um dançava sentindo, por sua vez, em que parte física essa voz penetrava.

Em seguida entrei, para contrastar, com uma voz masculina. Procurei o encontro com Ba Mamour, um belo músico africano que utiliza sua voz como instrumento de força, de ritmo, um contraste total com a música sutil de Cecilia Todd.

Esse trabalho nos possibilitou de tirar de nosso corpo a força da masculinidade que todos temos, tanto mulheres como homens.

O contraste foi maravilhoso. Cada um, com sua forma, compreensão e sensibilidade, me deu claramente a linha de que minha mensagem foi compreendida.

Para finalizar o encontro, voltei ao feminino "colocando" a voz nos dedos de uma mão. Relacionamos a melodia da voz e a irradiamos por todo o corpo, até vincular-se com a outra mão, o outro braço, o cotovelo, o ombro, e descer lentamente até os pés.

Depois fomos subindo-a por todo o corpo enquanto, como uma oferenda, um a um a brindamos.

☙ Os temas da dançaterapia

A imagem para trabalhar uma aula é sempre muito importante. Posso citar algumas ideias:

- Cada coisa em seu lugar.
- Começamos passo a passo.
- Despertar o corpo que contém nossos sonhos.
- O chão apoia nossa segurança e confiança.
- O labirinto é um caminho no qual devemos procurar portas para nossa liberdade.
- Como destruímos, às vezes, o que tocamos.
- Como estou hoje com meus nãos e meus sins.
- Tirar do corpo o que nos faz mal.
- A cor tem vida. E o jornal também.
- O jornal que jogamos fora.
- O que é o tempo? O de fora ou o de dentro?
- Ser um mineral e mover-se em um tempo diferente.
- Minha sombra me vê ou sou eu que a vejo?
- O que é um dia? Diferentes maneiras de acompanhar as horas do dia.

- As coisas não são iguais de manhã e à noite.
- Ver sem olhar (trabalho com os olhos fechados).
- Passo a passo vou longe ou perto.

As ideias são variadas. O importante é encontrar a música adequada para cada uma unidas na forma.

Por que prefiro não sugerir agora os temas musicais que utilizo? Porque poderia convidar a copiar minhas ideias por meio da música que explorei, e essa é uma busca pessoal que desperta em cada um mundos diferentes de emoções, ideias e propostas.

No final do livro sugiro uma discografia para ser usada nas diversas possibilidades de explorar e desenvolver o trabalho pessoal.

Capítulo

3

NÃO VENHO ENSINAR, MAS DAR
SEMINÁRIO INTENSIVO DE FORMAÇÃO*

Primeiro dia
Sábado, 15 horas

Este material foi registrado durante um seminário de formação, de dois dias de duração, proferido por María Fux em seu estúdio, com um grupo de 70 pessoas provenientes de diferentes lugares da Argentina, Brasil, Espanha e Itália. Algumas delas participam três vezes ao ano e outras fazem o curso anual de duas aulas por semana para completar sua formação em três anos, o que inclui a participação nos seminários intensivos.

Começa dizendo: "*Vou tratar de despertar meu corpo. Estou no chão, fecho os olhos e começo a me movimentar muito lentamente para despertá-lo, neste encontro, ouvindo uma música serena e rítmica.*

---

* Recontado por Betina Bensignor.

Tento encontrar movimentos naturais. O corpo em contato com o solo gira lentamente, as mãos não têm tensão. Estou despertando o corpo, abrando-o, abraço-o, ponho as mãos nos olhos e os abro.

Não há nada que possamos dar se não sentimos antes no corpo, não se pode dar por imposição, ou talvez fosse possível, mas não teria o valor de dar algo que nos é próprio.

Há música que produz calma, outra que provoca alegria, sensualidade, tristeza ou raiva.

O que é a música? Música, podes me dizer quem és?

Algo que sei dela é que responde a uma qualidade: vem como um som, a ouvimos, mas ainda assim não me diz quem é. Está chegando, sinto-a na ponta dos dedos, e me indica que caminho vai fazer dentro de mim, me diz que quer dialogar...

Eu a vejo e me embala, me arrulha de um lado para outro, fala comigo e me diz que quer ser minha amiga...

Não me mostrem tudo que sabem ou tudo que são, não é necessário para mim, isso é o começo de um diálogo real. Com os olhos abertos... o corpo vai necessitando de lugares e, girando por outros espaços, procura uma maneira de se expressar.

Eu poderia estar em uma escola, com crianças de 7 a 11 anos, ou em um asilo de idosos sentados em cadeiras de rodas. E levaria em conta que todos somos diferentes e únicos, que cada um tem sua criatividade, e que não existe uma posição nem uma expressão determinada que me mostre de que maneira a música e as palavras me penetram".

María propõe que suas palavras tomem corpo por meio do movimento. Separa os alunos em três grupos que mostram seu trabalho um de cada vez, enquanto os demais observam as diferentes expressões de cada um.

Coloca uma música de estilo oriental na qual se ouve uma flauta que dá forma à ideia que quer desenvolver e pergunta: *"Esta música, de onde vem? Deve vir de um lugar misterioso e antiquíssimo, semítico, como um mercado persa. É como um encantador de serpentes, vou imaginar que há um grande cesto de vime...*

Deste cesto, e com os sons da flauta, minhas mãos se transformam nas cabeças de duas serpentes que ondulam sobre esta base musical. Movemos nossos corpos junto com o estímulo musical com traços semíticos e evocamos a imagem das duas serpentes que dançam através dos movimentos das mãos. Aproximam-se e se afastam até que voltamos a guardá-las no cesto simbólico, enquanto a música vai se afastando até se perder".

Os grupos trabalham, uns de pé e outros no chão.*

"A música, quando a ouvimos, é como se a tivéssemos composto, tem uma continuidade, como um fio que vai desenrolando histórias.

O mundo que está fora e este mundo mágico que está dentro de nós, esta ideia do mercado persa... Eu não dei instruções, assim como não espero uma resposta determinada, mas abro as possibilidades para a própria expressão, para a criação própria. Cada um tem um espaço que lhe pertence e pode criar com a imaginação."

Nos diferentes momentos deste grupo heterogêneo que recebe ideias e imagens de como estimular com a dançaterapia, María propõe viagens e encontros com variados personagens e lugares. Assim, continua sua proposta: *"Algum dia viverei na natureza. E talvez algum dia serei uma árvore. Eu escutei o que a terra dizia à árvore".*

No estúdio começa a ser ouvida uma música de percussão. *"Faço meu primeiro tambor com a boca e dou golpes no chão com as mãos. Dentro*

---

* María oscila em suas aulas em grupos que se compõe, uns dançam no solo e outros de pé. Depois há a inversão, quem está dançando em pé vai para o solo e vice-versa. (N.E.)

66 | SER DANÇATERAPEUTA HOJE

do tronco de cada árvore há um bosque. Ouvimos seus sons." Todos acompanham as batidas percussivas com movimentos das mãos contra o solo. *"Às vezes os sons estão próximos, e outras vezes estão muito longe"* (as percussões acompanham a distância, perto ou longe do corpo). *"Há um raio de sol que passa entre os ramos. Olhamos cada grupo. Abraço esta árvore que respira, cresce... seguramente mais do que eu, com meu metro e cinquenta e cinco...* (risos).

Como é crescer? Mostrem a palavra crescer *com as mãos e digam a ela: Onde vai a sílaba* cer? *Para cima, com certeza. Fica suspensa. Acompanho com o movimento da mão.*

À medida que crescem, olhem o que faço: falo com o ar. E enquanto cresço me dou conta de que o ar dança comigo.

Utilizo a mesma linguagem para uma criança de 5 anos e para uma mulher de mais de 70. Agora cada grupo representa uma idade diferente: o primeiro grupo trabalhará como se fosse uma criança de 5 anos; o segundo, uma de 7, e o terceiro, jovens de 15 anos."

Todos dançam, uns no chão e outros de pé.

"Volto para minha casa e fico olhando o bosque. O que aconteceu de bonito, o que aconteceu conosco? Que não somos uma árvore, mas somos um bosque. Alguns nasceram antes e outros depois, mas todos fazemos parte desse belíssimo arvoredo.

Dentro da árvore há um coração que contém algo maravilhoso... Quem é? 'O ritmo, o coração.' É isso... é o ritmo do coração que bate.

Agora o primeiro grupo, como se fossem crianças de 3 a 5 anos, expressa os ritmos do coração da árvore.

Se não se tem ritmo, não se pode crescer. Para ter 15 anos, tive de ter 7 anos, e antes 3, e antes ainda estive na barriga de minha mãe. E tive ritmo sem tê-la visto. Todos se movem pelo ritmo."

Depois de um tempo ela continua com o estímulo por meio das imagens: *"Olhem o que entra pela janela: um raio de sol! Não é bonito? Olhem o que acontece quando passo minha mão através dele. Há um ritmo que se banha com o sol, que se banha com a luz, e minhas mãos são banhadas dessa luz maravilhosa".*

"Em qualquer idade faz bem banhar-se com a luz solar. Não há nada como ter um raio de sol e banhar-se... Há que fazê-lo devagarinho, foi o que o bosque me disse...

A imagem é muito importante. Mas não se trata apenas de imaginação: isso que vou explorando está dentro de mim. Eu sou essa árvore que carrego dentro de mim e fala comigo, através do sol e da árvore que sou e serei." María move as mãos por entre o raio de sol que passa pela janela.

"O ritmo vem com um tempo determinado para sentir e não para saber o que faço. Estão crescendo folhas dentro de meu tronco, que fluem. Verdinhas, folha por folha vão crescendo na árvore. Posso fazer crescer folhas diferentes sobre os galhos."

Uns no solo e outros em pé: *"Vejam como crescem minhas folhas..."* María faz uma dança que todos olham com deleite. *"Crescer significa que de meu tronco algo começa a brotar, algo que é diferente. E não cresce instantaneamente: custa à árvore, leva muito tempo fazer nascer tantas folhas."*

Em grupos, os participantes se reúnem no centro com este ritmo que brota, e todos formam um tronco bem forte para que possam começar a nascer as novas folhinhas. María continua:

"Sintamos a luz do sol e o som da terra. Olhemos a terra, que está falando, e cresçamos com a música de um piano que toca para nós.

Continuemos escutando a música com uma mão, como soam as fantásticas cordas do piano, e devagarinho toquem o companheiro do lado, que também está escutando e tem cordas em seu corpo.

Vamos ver qual é nossa percepção do que ouvimos, utilizando diferentes partes do corpo. Vocês podem fazer crescer as folhas se estão juntos. Se estamos separados, crescemos menos: para ser um grupo, tenho de sentir suas costas perto de mim.

68 | SER DANÇATERAPEUTA HOJE

Quando nos aferramos à imagem visual, o corpo nos impede de penetrar no que há dentro da música. Estamos escutando os ritmos e conhecendo a imagem por meio do corpo, e assim chegamos ao núcleo em que está a música.

Quando tive a ideia do que hoje estamos fazendo, vi claramente a importância que as imagens têm.

Vamos criar música, utilizando algo que desconhecemos. A verdade está no corpo, dentro da música, não nas palavras.

Quando o corpo sente algo que lhe pertence e se move, está dizendo quem somos. Assim, nós que nos formamos para trabalhar com os outros podemos ver no corpo dos demais sua própria verdade e o que estão expressando ou do que estão necessitando, sem fazer interpretações."

A etapa seguinte consistiu em mover-se da cintura para baixo sentindo, cada vez que pisam, que o bosque range ao sentir as marcas dos pés. *"Cada ramo que a árvore tem está marcando um ritmo diferente. Vou falar com meus quadris, minhas pernas e meus pés, e me movo com cuidado porque não sei o que pode haver embaixo. Agora vocês vão caminhar pelo bosque."*

O primeiro grupo avança caminhando entre os companheiros que estão sentados como se fossem árvores de um bosque. María continua:

"Vão caminhar segundo o ritmo da música que ouvem, sustentados pelos pés e pernas. Estou passando entre eles como se fosse um labirinto e é maravilhoso sentir como cuido de cada árvore, ou seja, de cada companheiro, à medida que passo ao lado dele para não roçá-lo.

Uma vez que tenho um contexto organizado, não passo para outra coisa: tudo tem um tempo no corpo. Não é possível voltar atrás, por isso quando voltamos às imagens a título de revisão já não somos os mesmos.

Começamos de novo esta história, sentados neste bosque. Deixemos crescer a música dentro de nós, e quando aparece outro instrumento participamos do novo que ela nos dá, e transformamos o corpo e o movimento.

MARÍA FUX | 69

Uns para baixo, outros para cima, sinto o maravilhoso som do piano. Cada grupo se reúne no centro, como um enorme tronco de árvore, sem braços, apenas unindo-se. Esta árvore vai tirando folhinhas, pequenos brotos de música que permitem conhecer a melodia que há dentro desta percussão."

Estamos no bosque... adivinhem quem chegou.

Soa uma música muito suave, com sons de pássaros, uma flauta e pequenas percussões delicadas e irregulares. María brinca com uma pena, e a alegria brota de seu sorriso até se expandir em todo seu corpo, que se move em consonância com a suavidade desse elemento. Então, com a colaboração de uma assistente, entrega uma pena a cada aluno.

Cada um com sua pena nas mãos cria um movimento que tem relação com os sons dos pássaros. María continua: *"Façam uma forma côncava com as mãos como se fossem ninhos... O corpo se move e tem muita ternura para dar".*

Uns de pé e outros no chão, movimentam-se em uma dança suavíssima junto com a pena que fica suspensa em diferentes partes do corpo. Ao terminar, cada pena volta a ficar em seu "ninho".

"Buscar todas as coisas que não têm peso. A ternura não tem peso e está dentro de nós, pode ser como a pena de um pássaro que voa." Todos fazem voar a pena sem deixá-la cair. *"Soprem para que vá longe ou perto de vocês, e quando a pegarem de volta acariciem seu rosto e o corpo do colega ao lado. Não o conheço, mas sei que sentimos coisas parecidas."*

Neste momento ela promove a participação de um em relação ao outro, dando e recebendo.

"Detenho o movimento e ficamo-nos olhando nos olhos sem nos tocar..." A ternura está presente.

"Tudo tem que ver com o bosque. Pela associação de imagens, o pássaro nos leva para uma viagem ao Oriente. Lembram-se das serpentes? Neste momento elas dormem dentro do cesto.

Voltar ao Oriente não significa que vão acontecer as mesmas coisas que no início. Estive no bosque, no Amazonas, vi a luz do sol, fiz um percurso muito extenso que une o Amazonas ao Oriente dentro de mim.

Posso mudar a imagem de acordo com o que trago como exemplo, contrastando com músicas diferentes.

Agora estou entre montes de cestos e começo a me mover de acordo com o lugar do mundo em que me encontro. Tenho um cesto com duas belas serpentes, muito contentes... tanto que dançam sem brigar." María faz um diálogo com suas mãos como serpentes encantadas.

"Uns de pé e outros no chão. Com minhas mãos, com meu corpo livre de amarras. Vou sentindo como a altura do som da flauta me convida a subir ou descer para a terra. Todos improvisam sobre o tema musical e isso é compreendido com o corpo.

O que descobri? A busca da imagem: não era uma serpente o que estava em minha mão, na verdade se transformou em um espelho no qual me olho por dentro e por fora."

Agora María dança com seu espelho imaginário, mostrando como transforma o movimento e o olhar. Cada um dança com o espelho de sua própria mão, mudando de lugar.

"Movimentamos este espelho, que fica suspenso."

No final do primeiro encontro deste seminário, todos os participantes se reúnem no chão, junto a María, que está sentada em uma cadeira, com um caderno e uma caneta.

"Fizemos uma longa viagem. O mais importante que aconteceu é o que o corpo pôde compreender. Peço a vocês que me digam como se sentiram com uma palavra que surja do corpo."

Os alunos vão nomeando, um a um, aquela palavra que sai sem ajuda da mente, mas brota de um corpo que pôde ser autêntico em sua expressão. Assim surgem palavras como: *encontro, suspensão, cansada, tranquila, traslado, liberdade, satisfação, emoção, comunicação, integração, sabedoria, busca, conexão, ritmo, ternura, interior, alegria, verdade, sutileza, flexibilidade, harmonia, crescer...*

María escreve essas expressões e comenta que todas as palavras ditas pertencem ao grupo, que o individual se faz coletivo.

Sobre o encerramento, afirma que *"o corpo, quando se move com a verdade, encontra imagens que nos pertencem a todos.*

Fui reunindo imagens para poder oferecer. Tudo que mostrei e o que vocês beberam hoje saiu do palco, dos espetáculos que dou em diferentes lugares do mundo.

Sempre digo que meu mestre é a vida: encontrei ideias sem saber jamais que com esse material faria um método. Obviamente, antes que isso tivesse palavras, tive de fazer centenas e centenas de encontros com gente muito diferente, em seminários, aulas, espetáculos, em espanhol, italiano, português, sempre aprendendo..."

Alguém do grupo pergunta como é o trabalho com surdos, e María responde: *"Respondo à pergunta. Se há dez crianças surdas, integradas a um grupo ouvinte em igual proporção, coloco a música e falo, por exemplo, de um fio, um fio que não se rompe e se une por meio do movimento que está relacionado com o andante que está tocando no estúdio. Para os ouvintes, é claro que o fio é a música. Para os não ouvintes, a imagem do fio faz que o movimento os una, integrando-se ao grupo ouvinte. Todos compreendem essa imagem que é desenhada no ar.*

Com pessoas surdas, falamos do ritmo. Se sou surda, posso inspirar e soltar o ar, e posso fazer estalar minha língua e produzir sons iguais aos dos ouvintes, ainda que não os escute. Posso acompanhá-los com movimentos de minhas mãos e com suspiros sonoros, ou sentir o ritmo de meu coração.

Também posso recriar imagens visuais como o ponto, a linha horizontal, vertical, ondulante, circular, ascendente, descendente, que dão a meu mundo (sem música, se sou surda) a possibilidade de me mover com ritmo pelas imagens visuais.

Sempre tenho por perto um papel e um lápis para dar claramente às pessoas surdas a imagem que estou procurando, que também produz ritmos, não sonoros, integrando-os a todo o grupo".

⌒ E como despedida...

Depois desse momento de reflexão, María propõe: *"Vamos ao encontro da música. Ela me permite notar que devemos nos dividir lentamente para finalizar este encontro no qual o silêncio, a música e o ritmo nos uniram".*

⌒ Segundo dia
Encontro às 9h30 do domingo

"Hoje vamos trabalhar com a cor.

Por que estamos vestidos de branco? Seguramente vocês viram flutuar bolhas de sabão, que são transparentes, e apesar disso vemos nelas todas as cores do arco-íris. Por que você veio nos visitar, cor branca?" É como se esse tom respondesse: *"Para que cada um escolha uma cor".*

No centro do salão do estúdio há dezenas de tecidos de tons brilhantes, pastel, fortes, suaves... Cada um escolhe uma cor, senta-se e o coloca a seu lado.

"Eu a escolhi e ela se aproximou de mim, sem palavras. Alguma coisa está querendo me dizer..." María faz um gesto com a mão, como se estivesse ouvindo-a. *"Não consegue falar, mas consegue se mover.*

Cor, você que me ajuda, como pode se mover?" Como se fizesse um diálogo, ela responde: *"Muito lentamente".*

E continua: *"Como vocês podem notar, a cor começou a falar. Vamo-nos mexer com alguém que está imóvel, alguém que quer falar conosco e não sabe como.*

Vamos dialogar por meio da cor, sem música. Colocamos a mão dentro do tecido e vamos perceber que ela, quer dizer, a cor, é uma pessoa que nos escuta e quer se mover. Movo-a com minhas mãos que não são vistas. A cor se move porque o corpo de vocês a faz se mover e mudar de forma à medida que a conhecem. E, se vocês ficam quietos, ela ficará estática.

A cor está ouvindo. Não tem pressa. Acrescente também a música, sintam como ela faz vibrar o tecido que parece querer falar.

Ao utilizar as mãos com a cor, faço-a mudar de forma".

María nos mostra com seu tecido, de um turquesa intenso, o diálogo da cor com seu corpo.

"Descubro que, quando me movimento, a cor muda de forma e se transforma, porque ela também está escutando. Agora vocês me mostrem uma forma com essa cor. Agora outra. Movimentem-se novamente... e mais uma vez. Devagar, uns em cima e outros embaixo, continuamos transformando-a através da forma com todo o corpo.

Ouçam a música quando é lenta... Mudamos: o que está embaixo fica em cima... Todo o corpo se move, e a cor muito lentamente se abraça a mim. Damos as boas-vindas ao nosso corpo.

O primeiro grupo, em cima, mostra. A cor não tem direito nem avesso, não existe uma frente para a cor. Vejo sua forma, permaneço olhando-a e devagar vou para baixo. Começa o segundo grupo. Escutamos com os olhos."

Depois do terceiro grupo, as 70 pessoas presentes tornam a dar formas diferentes à cor por meio do movimento que se interrompe.

"Percebo os sons suaves que a música tem, e a cor se move suave e lentamente. Olho para ela como se fosse outra pessoa que se moveu com a ajuda de vocês. Abraço-me a essa pessoa e quando a música para fico sentada com a cor."

Todos se dispõem em seis grupos. María se põe de pé diante de seu tecido, que está no chão, e observa: *"O outro é algo que nós temos de descobrir. Por meio dele conhecemos mais a nós mesmos e descobrimos a diversidade.*

Tomamos a cor como se fosse uma pessoa. O primeiro grupo se movimenta sem tocá-la. O que acontece com meu corpo quando ouço a música, sem as mãos? Estou olhando a cor e me movimento.

Danço com um braço e com a cabeça, olhando o tecido. Esta mão, que é todo o meu corpo, toca a cor para que sinta que através de meu corpo ele pode se mover, dou-lhe segurança. Apercebo-me de sua forma com minhas duas mãos dentro, e sinto que ao mudar meu corpo mudo a forma da cor.

Recebo a música e vejo qual parte de meu corpo me faz mudar, sentindo que só mudando a mim posso mudar o outro".

Um a um, os grupos vão experimentando o movimento da cor. Depois todos se movem com ela, uns em cima e outros embaixo, como se se tratasse de uma pessoa imóvel a quem se pudesse dar movimento.

María continua: *"Meu corpo vibra com a música que acompanha este instante com um longo vibrato em um solo de sax, com uma base lenta e suave de piano.*

Fala-se da sensualidade da cor, de tocá-la. A ideia de tê-la reconhecido como uma pessoa, de ter imaginado a imobilidade e as possibilidades que me dá, mostra que por trás disso está a realidade que ela me deu com as enormes possibilidades junto à forma e à vibração suave da música".

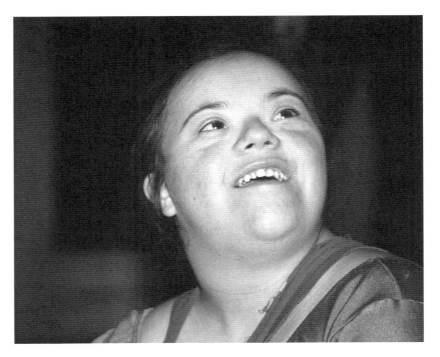

Meu rosto é meu corpo.

Cada grupo guarda a cor e se posiciona nas extremidades do estúdio, contra a parede. No centro há, sobre uma mesa pequena, um projetor de *slides*. O estúdio fica às escuras, e María se posiciona junto ao aparelho, que projeta imagens sobre uma tela branca enorme. Reina o silêncio...

"A importância da imagem... Compreendo que há algo que está falando comigo sem som, e digo: 'Sou uma linha que se move e faz mudar meu corpo'. Lentamente me transforma, por acaso a linha me pertence?"

Vê-se uma imagem de muitas linhas em diferentes direções na tela. O primeiro grupo trabalha com a imagem projetada diretamente sobre o branco de suas roupas.

Cada um toma a imagem, leva ao lugar de onde partiu ao começar e torna a se sentar.

Um grupo por vez vai passando, e com cada um María vai mudando as projeções. O relevante é a cor, veem-se labirintos de formas, redes. As imagens abstratas são de enorme diversidade para dar variedade aos grupos que percebem, sem música, o valor da cor, a forma e a imaginação que sua visão desperta.

Por esses *slides*, foi possível interpretar e recriar, durante 45 minutos, as mudanças que foram acontecendo, dando possibilidade à criatividade que cada um tem no corpo.

☺ Final do encontro, todos no chão

"Já não temos os estímulos visuais, ainda que as coisas que vivemos tenham se incorporado ao nosso corpo", relata María que, com música de violão, começa a se mover em relação aos pulsos que vão oscilando entre o silêncio e os sons tranquilos das cordas.

"Surge uma interrogação: que parte de meu corpo não tinha cordas quando me movia porque estava tão estimulada com o visual que não consegui percebê-las? O corpo tem ouvidos, escutemos por eles.

Agora fechemos os olhos e, com a música, usemos a criatividade que despertamos, com os slides, *criando nossas próprias imagens."*

Todos dançam com o som das cordas e então o fazem em grupo. *"Tomamos a linha e a cor, que foram o tema deste encontro, e os tornamos visíveis. Vamos procurar linhas no corpo do outro e tirá- -las sem tocá-lo. São elásticas, livres. Uns em cima e outros embaixo, vamos tirando-as das costas, dos pés, dos cotovelos, dos ombros. Agora tirem-nas de seu próprio corpo e vejam como fica a linha suspensa... Cada um deixa a linha flutuando..."*

⊙ Encerramento

"Somos um corpo que quer saber. Agora vem a palavra que se fez corpo. Cada um de vocês vai dizer o que sentiu."

Assim, os alunos compartilham expressões como: *vibração, encanto, imagem, cor, emoções, fluidez, energia, mudança, liberdade, profundidade, calor, união, luz, flexibilidade, continuidade, batida, ordem, infinito, encontrar, compartilhar, cadência, projeção, prazer, infantil, voo, paz, despertar, amor...*

"Quero contar a vocês que sinto o grupo como se fossem meu corpo. O silêncio, no qual cada um fez o máximo que pôde e se sente acompanhado e representado pelo que é, nos une e nos demonstra que todos somos iguais e diferentes.

Ao olhar o outro, já me sinto acompanhada. Não é imaginar que pego uma linha e a estico, mas que antes de tirá-la de seu corpo vejo você e vejo quem você é.

Antes de pensar uma aula, olho, sinto, observo... entrego-me a saber que há algo que não sei e precisa ser comunicado para mim. Não pelos 'espíritos', mas pelas coisas que estão fora e dentro de mim.

Da mesma maneira que, quando cozinho, o arroz me diz quando é o tempo exato para que coloque nele o líquido. Assim, são as coisas que vão me dizendo o que fazer, quando, quanto, como...

Sempre penso que cada coisa chega no momento exato, nem antes nem depois, mas que há uma ordem.

No dia de amanhã não estarei mais, e vocês estarão em meu lugar. Eu cuido do grupo, amo-o e nutro-o, quer esteja na Argentina ou em qualquer canto do mundo, e quero compartilhar com vocês minha experiência, contar-lhes também que aprendi muito com meus fracassos e com as numerosas quedas e recuperações que tive na vida.

Não tive um mestre que me revelasse a fórmula do que faço. Quando aos 20 anos pedi a Martha Graham, nos Estados Unidos, que me dissesse o caminho a seguir, ela me disse: 'O mestre é a vida, María, que é a arte de colocar para fora o que temos lá dentro, porque é único. Volte para o seu país e descubra o mestre que existe dentro de você'.

Ao voltar dos EUA, tive um grupinho de meninas e me lembrei imediatamente do que eu fazia na idade delas com outras meninas na praça. Assim comecei este longo caminho que ainda continuo descobrindo renovadamente.

Para preparar a aula de hoje, tive de trabalhar mais do que algumas horas ou alguns dias: são mais de 60 anos de trabalho e pesquisa na arte e na docência.

Levei mais de cinco anos para dançar a cor no Teatro San Martín de Buenos Aires, e mais de 50 para fazê-lo hoje em meu estúdio. Tive de escutar uma música que primeiro entrou-me pelo corpo e tive de esperar para ouvir o que ela me dizia.

Também procurei e experimentei muito sobre a cor a partir do trabalho com slides. *Não se trata de obter uma foto de um quadro ou de um livro e projetá-la. É muito mais interessante pegar minha própria câmara fotográfica, encontrar uma árvore e fotografar uma parte especial do tronco ou das folhas."*

Chega a despedida com a mesma música com que começou o encontro. Todos se mexem criando imagens que foram desenvolvendo, estimulados pela cor, pela forma, pela vida, dançando as mudanças.

◌ No dia seguinte, depois do seminário

"Finalizei em meu estúdio, em Buenos Aires, um seminário de nove horas de trabalho com pessoas de diferentes lugares: Itália (Milão, Florença e Trieste), Espanha (Zaragoza e Madri), França, Chile, Uruguai, Brasil; e de diferentes províncias de nosso país, do ponto mais austral (Terra do Fogo) até o mais distante ao norte (Salta), incluindo Tucumán, Córdoba, San Luis e Mendoza.

A média de idades rondava os 50 anos, e em geral eram trabalhadores corporais, professores, pessoas que se aproximaram por diferentes interesses e buscas.

O que vieram buscar? O que posso dar a eles? Isso é algo que me perguntei tantas vezes nos seminários, nos rincões mais recônditos do mundo... Sempre me pergunto e respondo que a busca se orienta pela experiência que tenho com base em minha arte ou, diria, pela vida em movimento, na qual meu pensamento e minha maneira de atuar e de dar são uma interrogação para mim com uma presença permanente.

A transformação corporal que vejo nos grupos, durante esses encontros, me dá enorme emoção em razão do entendimento do que significa sentir o movimento vivo e criativo nos outros.

Sempre digo que abro uma janela que possibilite encontrar uma linguagem que me pertence, que pertence aos grupos e a cada um individualmente, onde podem encontrar, pelo movimento, a alegria de se conectar com as coisas que não são nomeadas, mas emergem por meio da dança, patrimônio de todos.

80 | SER DANÇATERAPEUTA HOJE

Agora, 24 horas após concluir o seminário, penso, como tantas outras vezes, que nada termina, mas acaba uma etapa e começa outra. Ainda sinto em meu corpo a integração e a visão de tanta gente que dançou procurando caminhos por meio do movimento.

Em mim acontece que, uma vez feito, se transforma instantaneamente em passado. Já estou pensando, tratando de encontrar por essas janelas que se abriram, para criar amanhã.

Meu pensamento sempre vai um pouco mais adiante, porque o que está feito passou. Hoje estou focada no próximo seminário, partindo da gratidão e da abundância que sinto depois de ter tido a chance de dar novamente minha experiência na formação de dançaterapeutas, neste fim de semana que terminou.

Agradeço à vida, e minha forma de fazer isso é continuar semeando para iniciar-me e poder dar aos outros..."

Capítulo

4

⸙ BIOGRAFIA DANÇADA ⸙

Foi sobre o palco que aprendi e aprendo a reconhecer as linguagens que posso dar em minhas aulas a diferentes pessoas, criando dança.

Gostaria de relatar um de meus últimos espetáculos, que se chama *Depois dos 80, o quê. Biografia dançada.*

Realizei-o com um grupo de 20 pessoas formadas por mim, cujas idades abarcavam dos 20 aos 50 anos, incluindo uma pessoa surda e outra com espasticidade.

Começo assim:

"Estou aqui para contar a vocês como cheguei aos 80 anos, dançando a vida e sentindo a necessidade de ir ao encontro de meus ancestrais. Música: Sergio Aschero.

Foram chegando minhas raízes, e agora todo o grupo vive este momento com sua dança. Em meu corpo foram sendo marcados tantos nós quanto raízes e recuperações.

E transformaram meus pés, que falavam. Música: Ba Mamour.

A busca pelo silêncio foi ganhando vida. Dancei com uma pessoa não ouvinte no grupo. Ela compartilhou comigo o cenário.

Gosto de rir de mim mesma. E compartilhar o riso com os outros. Música: René Aubrey.

Quando encontrei minha sombra, que me olhava, não sabia se ela ou eu éramos um. Música: Emma Shapplin.

Sem ternura não consigo viver, sinto-a crescer. Música: Dulce Pontes.

Com ela chegou o amor, e as palavras do poeta tomaram corpo. Poemas de Alberto Vanasco e Raúl Aguirre, na voz de H. Becerra.

Então compreendi os limites que marcaram meu corpo. Música: Agustín Bardi.

E assim, sem me dar conta, cheguei aos 80, realizando os sonhos, que agora são realidade. Música: Alejandro Lerner. Canta ao vivo: Irene Aschero."

Por meio da arte e da mensagem misteriosa que o corpo encerra no espaço cênico, estou aprendendo a dizer: "Sim, posso, e algumas vezes, não.

Também quero compartilhar a sequência de outro espetáculo realizado em Buenos Aires e em Florença, na Itália. Chamou-se *Síntese de vida.*

"Marcas em meu corpo, sobre poemas de Federico García Lorca. Música: Sergio Aschero.

O silêncio, existe?

O que é o tempo, o de fora e o de dentro? Música: Emiliano Ale.

A voz é meu corpo. Música: Cecilia Todd.

Minha cidade. Música: Zaida Saiace.

Capítulo

5

❧ FLEXIBILIDADE ❧

Há um instante, uma pessoa cega me ligou pedindo para participar da aula de amanhã, sábado.

É um encontro semanal com um grupo heterogêneo de adultos e jovens com síndrome de Down ou com outros tipos de problemas, no qual faço um trabalho de integração, como sempre.

Antes da ligação, tinha pensado em colocar no chão um elástico longo que formasse um desenho de caminhos. Tinha encontrado uma música de cordas que se ajustava perfeitamente ao trabalho que tinha pensado para essa aula. Mas o telefonema dessa pessoa cega gerou em mim a necessidade de uma mudança, já que quero que se sinta confortável em um grupo de pessoas que enxergam, desconhecido para quem vem pela primeira vez. Pensei que não deveria colocar um caminho no chão, já que ela não pode vê-lo e seria perigoso deslocar-se pelo estúdio.

Cada encontro é, permanentemente, uma nova experiência.

Então alterei a ideia totalmente: decidi trabalhar com as cordas.

Um primeiro ponto é que, ao aceitar a mudança e introduzir uma pessoa que não conheço, devo ser flexível. Tenho de conseguir admitir um fato que não conheço e incluir no grupo essa aluna que não vê, para que se comunique, procurando um espaço no qual possa se movimentar, transmitindo a ela segurança e confiança.

Então, a ideia já não é o caminho no chão, fora do corpo, mas que a música está dentro e fora de nós, com suas cordas que nos dão outros caminhos, não visíveis.

As mudanças são permanentes, e é preciso ser muito flexível em relação a um e outro, tentando encontrar uma forma de comunicação através do movimento.

A vida dá respostas ao que não sabemos

Quero contar a vocês como foram os primeiros encontros com Inés.

Duas semanas atrás, antes de começar minhas aulas, Inés, minha aluna há 15 anos, se aproxima de mim. Ela tem síndrome de Down.

Quando chegou ao meu estúdio, era uma criatura em estado de *não*, o que para mim significa: "Não consigo, não quero, não quero estar, não quero fazer".

Pedi naquele momento ao pai dela que deixasse que, com o tempo, conseguiria encontrar a chave de seu corpo fechado.

Passou um longo período de encontros semanais em que via seus olhos, que me espiavam e espiavam o grupo, e ela não intervinha, mas mantinha-se sentada no canto.

Depois de um longo tempo, durante alguns anos que para mim pareceram eternos, lentamente começou a se aproximar e a interagir comigo e com o grupo.

Não consigo saber o que acontecia dentro dela, só o que acontecia comigo. O que claramente consegui foi esperar seu tempo com paciência.

Com base em minha experiência, sei que o dançaterapeuta tem de ter um tempo sem lugar para a impaciência, afinado com a espera de tempos diferentes, porque todos somos diferentes, e nossa primeira premissa é ser capaz de aceitar essa característica única de cada pessoa.

Sem dúvida, durante todos esses anos, Inés adquiriu uma linguagem comunicativa extraordinária de prazer e alegria.

Quero agregar a este relato o que aconteceu há duas semanas, transcrevendo as palavras de Inés: "María, quero trabalhar com a dança".

Foi um impacto para mim. Pensei e imediatamente perguntei a ela a quem queria ensinar dança, e ela me respondeu: "Às crianças".

Fiquei surpresa, e com a maior rapidez que pude naquele instante dei a ela um lugar de auxiliar de María José, uma de minhas colaboradoras que trabalha comigo no estúdio há muitos anos.

Inés foi capaz de incorporar com inteligência e sabedoria a crianças de 3 a 5 anos que também fazem aula uma vez por semana. Ela sabe que está dando o que recebeu, não por meio de agradecimentos ou reconhecimentos com palavras, mas por intermédio de seu corpo, agora livre, feliz e inteligente.

Como eu poderia imaginar, quando ela apareceu pela primeira vez, com seu corpo todo fechado, com todos os seus nãos, que eu veria tudo que a vida me devolveu em seu desenvolvimento, inteligência, criatividade?

Desde então, ela é a primeira a chegar à aula de quinta-feira, a preparar-se para dar. Incluí sua foto neste livro.

Quis relatar essa experiência como devolução de algo que não tem palavras mas formata uma realidade diante da resposta do corpo.

A vida é um mistério.

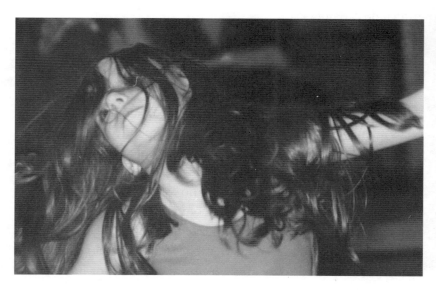

O vento me move.

Capítulo

6

❧ TESTEMUNHOS ❧

Aqui estão alguns testemunhos de pessoas que me rodeiam e trabalham profissionalmente com o método da dançaterapia.

***

"Minha história ao lado de María está completando 30 anos, desde o momento em que a conheci.

Não posso esquecer minha origem, porque graças a ela sou o que sou agora.

Lembrar-me de mim quando criança não é voltar ao passado, é valorizar de onde venho, é espreitar o início de tudo, o que María, com sua arte, soube despertar em mim.

A continuidade e permanência ao lado dela, durante tantos anos, concederam-me o privilégio de sentir-me guiada e incluída em todo o meu caminho de aprendizagem.

88 | SER DANÇATERAPEUTA HOJE

Transformando minhas ideias, valorizando meus acertos, tomando consciência de meus erros, estimulando-me a continuar, cultivando minha imaginação, levantando-me quando caía, conectando-me com o externo, sendo parte de suas raízes ou, como ela diz, parte de seu corpo.

Obviamente María não é só uma mestra ou um referencial, mas faz parte de minha vida afetiva, de minha vida pessoal, do que amo, preservo e cuido.

A intuição é outro capítulo que me une a María, será que é tão grande o conhecimento que temos uma da outra? Não sei bem o que é, só sei que às vezes a vida nos surpreende com sonhos conectados, mesmas músicas, temas, dores do corpo, imagens... Fico encantada por isso ocorrer e por esse mistério não ter resposta.

E com o tempo chego aos meus 38 anos, e vejo a projeção do que fiz, do que estou fazendo e todo o caminho que resta a percorrer.

Recordo os congressos que realizei no Equador, representando a dançaterapia, por intermédio de María. Conduzi seminários de formação para a Fundación Sinamune, da primeira vez em Quito e da segunda em Loja.

O desenvolvimento do trabalho com pessoas cegas, hipoacústicas, com retardo maturativo, síndrome de Down, docentes e profissionais, que pela primeira vez recebiam essa experiência.

Descobri a dançaterapia por meio da música tradicional equatoriana.

Também participei das três primeiras edições do Encuentro Provincial Artístico por una Cultura Participativa y de Integración, na cidade de Mar del Plata.

Ali a experiência se baseou no trabalho do integrado e da formação de docentes de toda a província de Buenos Aires, como agente multiplicador.

Como docente, faço parte da área de Integração pela Arte, dando aulas de dançaterapia no Teatro Argentino de la Plata.

Além disso, sigo orgulhosa dando aulas no estúdio de María, a crianças, adolescentes e adultos.

Em 2006, tive a enorme sorte e felicidade de acompanhar María em toda sua excursão pela Europa. A Itália é um dos países nos quais a dançaterapia está viva, em cada um dos centros onde María vai.

Acredito que a intensidade dessa viagem, como experiência e aprendizagem, foi sublime; sua generosidade de apresentar-me e conectar-me com cada uma das pessoas que amam este caminho, do outro lado do oceano, o prazer de dar aulas a jovens bailarinos no Centro Toscano di Arte e Danzaterapia, em Florença, a pessoas em cadeiras de rodas no Ospedale Maggiore di Riabilitazione, em Trieste, e a docentes e profissionais no Centro de Risveglie (Milão).

Tudo isso é apenas uma parte do que María e a dançaterapia produziram em mim; sua vida, sua arte e sua generosidade estão marcadas em meu corpo.

Agradecer a ela é pouco, me contento em continuar ao lado dela, escutando-a e APRENDENDO.

Com amor, María José."

María José Vexenat
dançaterapeuta, professora do estúdio de María Fux

***

"Há momentos na vida em que se encontra o que se procura.

Eu tinha 23 anos quando conheci a dançaterapia, por intermédio de María Fux.

Tinha aprendido dança como técnica, mas a dançaterapia me ensinou a entender coisas muito diferentes no encontro com o corpo.

90 | SER DANÇATERAPEUTA HOJE

Aprendi a respeitá-lo, a descobri-lo como instrumento, a afiná-lo, e compreendi a importância do tempo que ensina como ofertar sem pressa.

Nestes 28 anos que estou ao lado de María no estúdio, pude sentir tudo como nascido de meu próprio corpo.

Agora, como profissional, posso ensinar e conhecer esse caminho. Fui uma semente que germinou.

O método da dançaterapia criado por María Fux é, em meu entender, revolucionário, porque muda a maneira de ensinar a dança, na qual todos podem fazê-lo, independentemente de sua idade ou das dificuldades de seu corpo.

Hoje escrevo depois de tantos anos e me lembro bem do primeiro encontro com uma mestra da dança e da vida."

María del Carmen Merlo
dançaterapeuta, professora do estúdio de María Fux

***

"Estou sentada no chão do estúdio de María e vejo o tempo que passou. Já se vão 18 anos desde aquela vez em que entrei em minha primeira aula; comecei quando era uma menina de 6 anos levada por minha mãe para fazer dança, e assim descobri um novo mundo que hoje em dia continua me fascinando.

Cresci expressando-me com o corpo e vendo como os outros com mais ou menos dificuldades cresciam também.

María sempre nos dizia 'Olhem para o companheiro, é o outro que nos ensina'. Dessa forma aprendi a olhar, a compartilhar e a me comunicar, aprendi tudo por meio do corpo e do outro.

Na adolescência me dei conta de que havia algo mais além de ir 'simplesmente' aprender a dançar no estúdio, e tive a sorte de fazer a formação como dançaterapeuta ao mesmo tempo em que María me deu a possibilidade de ajudá-la como assistente nas aulas e em seus espetáculos pessoais. Assim entendi que cada aula tem um porquê, uma direção, um sentido, uma estética e uma estreita relação com o externo, com o cotidiano.

Aquilo que para mim era algo tão natural começou a ter um sentido e um valor diferentes.

Ao terminar meus estudos secundários, dei minha primeira aula a um grupo de quatro mulheres, e foi nesse momento que compreendi quão difícil era transmitir o vivido aos outros. Nesse momento, o que me ajudou foram os ensinamentos e os conselhos de María, como me auxiliam ainda hoje quando estou dando aulas.

Por isso volto ao estúdio toda semana, à fonte, a María, porque é ela quem me ajuda a atravessar as dificuldades.

María me ensinou que sempre há mais para aprender, não só dela mas também do que a vida me mostra; '*Sempre há algo por descobrir*', ela nos diz a todo momento, e para mim a dançaterapia significa isso, estar na busca permanente de transformação..."

Anabel Caeiro
dançaterapeuta, professora do estúdio de María Fux

***

"Meu nome é Paula, meus pais me levaram ao estúdio de María aos 5 anos. Minha mãe estudava no Conservatorio Nacional de Danzas e alguém ali lhe recomendou María e sua metodologia; eles queriam que eu desenvolvesse a expressividade que demonstrava em minhas brincadeiras de criança.

Lembro-me perfeitamente da primeira aula: quando saí do estúdio, continuava dançando no ponto de ônibus. Dali em diante todos os sábados e quintas meus pais se revezavam para me levar até a Capital, o que agradeço profundamente, já que faz parte da continuidade, que fez me sentir hoje parte da história do estúdio.

Hoje tenho 24 anos; além de trabalhar como dançaterapeuta, sou atriz e curso graduação em licenciatura em artes dramáticas.

A metodologia de María, para minha formação artística, é a base mais firme, tanto na dança como no teatro. A tradução das diferentes imagens visuais e auditivas do corpo, a procura da simplicidade da sua própria natureza, das formas, das palavras, transformando-as em um feito estético. Tudo isso fomentou a criatividade como uma forma de vida e de permanente percepção diante de qualquer estímulo.

Atuo como dançaterapeuta em um estúdio particular, em um jardim de infância e em um colégio particular. Em meu trabalho como docente, o mais gratificante é verificar como uma ideia própria (e não copiada), gerada em um trabalho prévio, é aceita pelo grupo e quanto as pessoas gostam de materializá-la.

No que diz respeito a ideias próprias, quero esclarecer que, mesmo tomando alguns elementos das aulas de María e de María José (com quem continuo aprendendo), como um grupo nunca é igual ao outro, a aula deve passar por uma 'transformação criativa', para colocar a imaginação para funcionar, o que, em minha opinião, é a ferramenta principal de um dançaterapeuta.

María não só me ensinou a amar a dança como movimento expressivo, mas também me ensina a ser professora e a me tornar artista, dia após dia, sem perder a continuidade no aprendizado; como ela diz: 'Todos os dias se aprende algo novo'."

Paula Malfattani
dançaterapeuta, professora do estúdio de María Fux

***

"Meu nome é Moira, tenho 23 anos. Comecei a ter aulas com María quando tinha 4 anos.

Lembro-me de que quando cheguei ao estúdio tudo era descoberta... Em cada encontro ela nos levava por caminhos de possibilidades, de descoberta através do movimento e da criatividade.

Assim comecei a explorar, a sentir que é possível, junto com a cor, a forma, o ritmo, os contrastes, as pedras, o mar..., todo um mundo dentro da dança.

Hoje posso dizer que, graças aos ensinamentos de María e à criatividade de seu trabalho, estou desfrutando da dança; é muito difícil pensar em mim sem ela. É um modo diferente de entender as possibilidades, crescer com María, com a dança, algo que traçou um caminho muito importante para mim.

Fui descobrindo que tudo que María me deu e sua metodologia são realmente uma ponte que, no meu caso, significou a união entre a dança e o trabalho.

Há muitos anos trabalho com essa metodologia, com grupos de diferentes capacidades, em escolas, oficinas, jornadas.

E com María continuo dançando, crescendo artística e pessoalmente, e espero que isso continue por muito mais tempo, porque ela é uma fonte inesgotável de criatividade, e seus ensinamentos de todos os dias são um caminho novo."

Moira López Bustingorri
dançaterapeuta, professora do estúdio de María Fux

***

"Minha formação como dançaterapeuta no estúdio de María Fux foi e continua sendo um acontecimento.

Representou uma viagem desde o diálogo com a música até o diálogo com meu corpo. E María extrai o que há de mais poético em nós.

94 | SER DANÇATERAPEUTA HOJE

Dançar sobre uma voz sem palavras, como aquela que nos fala com palavras de encontro. Existe algo que se infiltra em nossos pensamentos, em nossas emoções, e vai deslocando-as simplesmente conforme nos movemos.

Para mim já foram muitos anos consecutivos, e sempre a linguagem de María nos move com um efeito de começo. Que nos surpreende porque nos percebemos no *entre-dois*: entre a que somos quando iniciamos e a que somos no fim da aula, entre a que acreditamos ser e a que construímos, entre mim e a mestra, e entre cada colega, como um você e um eu que se procuram pelos caminhos que María nos dá. Ela se abre e nós nos abrimos em cada aula a uma cena da espera. Espera da surpresa, do inesperado, do que não se pode dizer.

E assim, pronta para partir no intuito de descobrir a mim mesma como dançaterapeuta, comecei com um grupo de mulheres de terceira idade, há um ano e meio, no estúdio de María. E descobri o tesouro dessa realidade sensível. As mulheres, carregadas de coisas para expressar e, contudo, com corpos esquecidos, alguns prostrados durante 20 anos, chegam ao estúdio com uma alegria contagiante. E vou ao encontro de 'minhas meninas'. É quando se produz indubitavelmente a resposta ao método. O diálogo continua. E em mim é o silêncio que fixa o ritmo, porque descubro a profundidade da vida e a sensualidade.

Minhas aulas com María e minhas aulas com minhas alunas são sempre uma dança que acaricia, que fere, que entreabre e me leva a alcançar o máximo possível.

É então que surge o privilégio de uma bailarina, que é artista e dançaterapeuta ao mesmo tempo. A aventura poética da artista e a aventura sensível e rigorosa da dançaterapeuta são inseparáveis."

Lili Grinberg
dançaterapeuta, professora do estúdio de María Fux

***

"Faz dez anos que estou com você, que a vejo, que a escuto e tenho um compromisso que parte do amor em direção à vida. Por isso quero contar-lhe quem você é para mim . E dizer que descobri com você que limites meus posso oferecer.

Há dois anos estou ensinando o que você me ofereceu. Minha espasticidade não é um empecilho para compartilhar com os outros o que sou como pintora e como dançaterapeuta, combinando a cor e o movimento.

É como transformar tudo que foi recebido em uma união entre a dança e a pintura: o que posso expressar pintando em papel também levo ao meu corpo e vice-versa.

E, por outro lado, a satisfação de poder transmitir o que recebi e continuar me formando. Para mim é muito bonito saber que dou aos meus alunos a dançaterapia que aprendi com você e, apesar de minhas dificuldades físicas, tenho a alegria de poder dar aulas."

Sandra Morrison
pintora e dançaterapeuta

***

"Todos encontramos e desencontramos caminhos. Quando encontrei María e sua dança, tinha 36 anos, três filhas e muita vontade de dançar.

Nesse tempo que já compartilhamos e entre os mistérios que a dançaterapia dia após dia me leva a descobrir, também há mudanças permanentes; talvez seja que a dançaterapia tem, diferentemente de outras danças, a pequena e a grande possibilidade de nos fazer chegar até os caminhos internos que todos possuímos.

María Fux conduz essa possibilidade aula após aula, com seu olhar, suas mãos ou suas palavras, por seus próprios caminhos e com a liberdade de sua dança, onde o invisível quer fazer-se ouvir outra vez, reeditar-se, entrar no não tempo.

Há dois anos que um de tantos caminhos me levou a trabalhar com cuidados paliativos no Hospital de Pediatria 'Prof. Dr. Juan P. Garrahan' e aplico a dançaterapia para que as crianças com enfermidades terminais tenham entre um tempo e outro a grande possibilidade de dançar, mesmo com a aparente imobilidade. A metodologia de María para mim é uma grande ferramenta e me permite ser uma pequena ponte entre tantos caminhos.

Quero agradecer a entrega total de seu corpo para que possamos nos deixar abraçar, ainda, pelo invisível.

Meu nome é Claudia, tenho 43 anos, três filhas e muita vontade de dançar."

Claudia Gómez
dançaterapeuta

***

"Inés nasceu com síndrome de Down (hoje tem 28 anos).

Desde os 9, vamos ao estúdio de María todos os sábados.

Durante quatro ou cinco anos, Inés resistiu a integrar-se ao grupo. Só se abria quando podia ficar só com María. No resto das aulas permanecia encolhida contra a parede, silenciosa, olhando.

Inés começou lentamente a reconhecer suas possibilidades e sentir-se segura de si, e pouco a pouco conseguiu se aproximar do grupo, e também destacar-se com sua personalidade.

Foi difícil se sobrepor a suas limitações, em função da diversidade do grupo, mas ela foi conquistando paulatinamente a possibilidade de se entregar à música que ouvia.

Lentamente começou a aproveitar a liberdade do movimento. O afeto e o controle do grupo ajudaram.

Agora, com 28 anos, dança com segurança e personalidade. A dança a faz feliz.

Em numerosas reuniões familiares ela improvisa sua dança e a dedica à pessoa que faz aniversário. Usa qualquer música e podemos sentir a criatividade em sua dança.

Agora quer trabalhar como dançaterapeuta. Propôs a María, que aceitou, dando-lhe um lugar de ajudante, ao lado da professora, para as pequenas alunas de 3 e 4 anos.

Creio que o fio misterioso de amor que existiu sempre entre Inés e María foi sem dúvida motivador de tantas conquistas.

Inés telefona para ela todos os dias. Creio que é o maior exemplo de comunicação.

Obrigado, María!"

Roberto Frangella, pai de Inés

***

"Quero agradecer pois a dançaterapia é uma fonte de inspiração para mim.

Com ela encontrei a expressão mais profunda de mim mesma e recebi muita vitalidade, humor e amor.

Há muitos anos, mais de 30, quando morava na Argentina, aprendi o que é a dançaterapia. Levei esse caminho a Israel trabalhando com crianças imigrantes etíopes.

Passei também uma etapa muito difícil com meu corpo e senti que a dançaterapia me abria portas.

Aprendi a contribuição do que significa dar para também receber melhor."

Hava Feldman-Shurany
Israel

***

ꙩ Diálogo

"*Pietro*: O encontro com a dançaterapia de María me acompanha ao longo dos últimos 15 anos de minha vida. Com sua dançaterapia aprendi uma nova maneira de pensar ou refletir sobre mim.

Laura: Conheci María há dez anos. Por meio de sua dançaterapia e de seu estilo de vida, descobri o que é a arte, e aprendi a criar.

P: Nesses anos compreendi diariamente o belo caminho da dançaterapia, e hoje me dou conta de que o centro é o encontro com o outro.

L: Sim, a primeira vez que encontrei em meu corpo a emoção com a música e a criatividade foi também um encontro com a poesia, que é comunicar-se com o outro para escutá-lo através do corpo.

P: É um estilo de vida e uma filosofia, um modo de ver o mundo, de sentir a dor, a alegria, de interpretar a natureza, uma exaltação da beleza e da existência. E é uma forma de aprofundar as possibilidades que sempre mudam e são sempre diferentes.

L: Através da dançaterapia que María nos ensina, senti o rito, como símbolo do que é ajudar o outro com generosidade.

P: Não sei se sou um dançaterapeuta e confesso que tampouco sei se quero ser. Mas, de verdade, quando ensino esse caminho aos outros, contribuo com a riqueza da música, com a minha imaginação, a alegria de mover meu corpo, o assombro do encontro com o outro ou com o grupo. É como sinto a dançaterapia.

L: Sempre é um presente que me transforma quando levo a dançaterapia ao outro. E quando vejo uma criança desenhar a música sobre seu corpo ou o espaço, ou quando um jovem com alguma dificuldade transforma o limite em expressões de vida. E sentir o que é renascer quando as pessoas para quem ensino sorriem.

L e P: Toda vez que aqui, em Milão, dançamos com nossos grupos sobre o espaço, bem distantes de onde María vive, sentimos que por meio da dança Buenos Aires, São Paulo, Florença, Catânia ou Barcelona se unem em uma ponte que ajuda as pessoas a sentir a criatividade sem barreiras. Estamos no início desse caminho e diariamente descobrimos quanto se pode fazer para nos encontrar com o outro e estar presentes com nosso amor."

Laura e Pietro Fernetti
diretores do Centro de Dançaterapia Risveglie
Milão, Itália

***

"Quando encontrei María Fux há 15 anos, dançava em forma de espiral, com quedas e giros vertiginosos. Tinha nós e continuava interrogando-me em minha busca permanente.

Naquele ano, uma grande amiga e mestra faleceu em Paris. Encontrei-me com meu corpo, não conseguia mexer os braços: estavam rígidos pela dor da perda.

O encontro com María me fez lutar com minha dança e me permitiu com a intensidade que ela tem encontrar o movimento.

María nunca criticou minha forma de dançar, me abriu caminhos, me sensibilizou, me deu coragem e, quando algumas vezes diz 'Não', sinto que o silêncio é parte do encontro.

Há dez anos fui a Buenos Aires, ao Centro de Dançaterapia de María, e presenciei a aplicação de seu método com pessoas incapacitadas. Senti a integração em sua totalidade.

Ela me ajudou a me formar não só como dançaterapeuta mas também como pessoa. E com isso estou, tanto em Sarabanda (Itália) como no Brasil, onde María me permitiu compartilhar seu caminho."

Elena Cerruto
dançamovimentoterapeuta, supervisora do Apid
responsável didática pela Escola de Formação
de DançaMovimentoTerapia, Sarabanda
Milão, Itália

***

"Conheci María Fux em 1988, na Cittadella di Assisi, onde participei de um seminário de uma semana de duração.

Senti imediatamente que essa experiência era muito rica em possibilidades de transformação, que envolvia todo o meu ser e não apenas meu corpo. Por isso, decidi aprofundar minha experiência assistindo ao curso de formação de três anos que María realizava na Civica Scuola di Animazione Pedagogica em Milão, de 1993 a 1995.

Durante o último ano da formação, tive de ser submetida a uma histerectomia, por sofrer de uma patologia muito severa, que tinha me deixado muito frágil, tanto no corpo como na alma. Estava dolorida e me sentia machucada, a ponto de apenas participar ativamente das aulas como observadora.

María, com sua ironia e graça, transmitia sua determinação de me estimular para superar meus medos com a frase, 'Sim, eu posso'.

Assim, me ajudou a encontrar meu verdadeiro limite, de maneira que em poucos dias consegui recuperar meu bem-estar e minha vitalidade, em um processo de reabilitação global impossível de esquecer.

Durante o curso de formação, esteve ao meu lado Renate Georgetti, amiga e paciente que lamentavelmente faleceu em janeiro de 2006, 20 anos depois de sua operação de câncer de mama. Ela também foi aluna de María, comprometida e criativa.

Renate foi para os Estados Unidos, levando o método de María Fux para as pessoas operadas de câncer de mama.

Desde 1996, dirijo uma vez por semana o grupo da Associação 'Activa come prima', integrado por mulheres operadas de câncer de mama, onde ao longo dos anos dezenas e dezenas de mulheres que chegaram com seus medos e sua fragilidade recuperam a confiança em si mesmas, reencontrando novamente seu corpo através do movimento.

Desde o ano de 2005, com grandes dificuldades iniciais, estou dando aulas a um grupo de mulheres que estão se recuperando de uma patologia tumoral na Divisão de Oncologia do Hospital São Carlos de Milão.

Minha gratidão a María Fux é profunda e sincera, por seus ensinamentos que vão além da dançaterapia e considero uma lição de vida.

Todas as pessoas que conheceram María por meu intermédio, assim como eu, compreendem que é possível crescer, mudar, soltar os nós que existem dentro de nós, onde temos tanta potência desconhecida, que é possível perdoar, superar os medos de se expressar, e que se pode dançar no pequeno espaço do coração. Que sempre, de qualquer maneira, 'é possível'.

A María, meu obrigada e nossas graças!"

Dra. Nicoletta Buchal
médica cirurgiã, psicoterapeuta
Milão, Itália

***

"O primeiro encontro com María Fux, do qual se passaram 12 anos, marcou profundamente minha vida e minha formação artística como escultora e flautista.

Em meu primeiro seminário cheguei a uma catarse na qual reconheci a ação purificadora da arte de María expressando-se por meio da verdade da linguagem do corpo, com o prazer e a dor que estavam presentes em mim.

Foi-me oferecida a possibilidade de viver ambas as sensações sem julgá-las, dançando e descobrindo a possibilidade de passar de uma para outra.

A primeira grande lição que aprendi dessa experiência foi a de não me identificar com as emoções, já que tudo muda, como sempre na vida.

O fio invisível das palavras de María me acompanha também fora do âmbito da aula: aprendi a tratar a mim mesma com mais amor, mimando-me interna e exteriormente.

A busca de uma expressão verdadeira e sincera de mim mesma renovou minha arte.

O caminho da dançaterapia me levou até a Argentina, onde me formei como dançaterapeuta. María sempre me deu a coragem necessária para seguir adiante.

Como agradecê-la por tudo que me transmitiu? Estávamos sentadas em seu estúdio, eu sentia uma emoção profunda, e ela com muita calma me disse: 'Algum dia você fará com outra pessoa o que hoje faço por você'. Com essas palavras gravadas em minha alma voltei à Itália plena de rostos e sorrisos daqueles que compartilharam comigo essa arte de viver.

Há quatro anos ensino arte e imagem em uma escola pública de ensino médio e incorporei aos programas de aulas o método de María Fux como forma artística de expressão.

A resposta dos adolescentes é maravilhosa porque eles desejam mais sentir do que saber, e por meio desse 'sentir' aprendem, crescem juntos.

Paralelamente levo adiante minha escola de formação em dançaterapia com esse método, com meu companheiro Massimo; o ensino artístico está integrado à dança, e vice-versa: o aluno de dançaterapia recebe uma integração com o desenho, como ajuda didática. Desse modo, o resultado é uma espécie de simbiose expressiva, um intercâmbio entre duas modalidades criativas que falam a linguagem da arte em sua autenticidade."

Bárbara Turchi
professora de Arte e Imagem,
diretora da Escola de Dançaterapia Artística
(com o método María Fux) "La Ruota delle Arti"
Florença, Itália

***

"Chegando aos meus 50 anos, penso no primeiro encontro com María Fux, em uma tarde muito quente em Brasília. Lembro-me de seus olhos azuis e da emoção de um fardo que pressagiava um novo futuro para mim.

Devo a sua dança meu renascimento como homem e a alegria profunda, desesperadamente desejada, de ter encontrado finalmente meu caminho.

Passaram-se dez anos e sinto uma grande mudança, uma renovação na comunicação com meu espírito e com o outro.

A viagem se iniciou e é infinita.

Cada etapa acontece com um encontro com o movimento, que pode ter o rosto de um menino de rua do Brasil, de suas mães ou avós nos hospitais, ou de homens de rua, que, mesmo destruídos pelo álcool e pela droga, podem recomeçar em um novo caminho por intermédio do método da dançaterapia de María Fux. Podem dizer 'Estamos vivos, apesar de tudo'.

Quantas formas maravilhosas, quanta música acompanhou essa descoberta, quanta doçura e quanta emoção para aqueles que puderam, pelo movimento, dançar a vida.

Pude desenvolver uma experiência nova na Colônia Santa Martha, que é um leprosário localizado nas proximidades de Goiânia. Quero compartilhar o encontro com Teresa, de 70 anos, doente de hanseníase, que desde o primeiro encontro se entusiasmou por movimentar-se pela dança, que lhe devolve a vontade de viver.

O movimento, em seus dedos cortados, se transforma em pássaros ligeiros, e a pele arroxeada, em um horizonte docemente acariciado pela música.

Acho que a busca de María Fux me aproximou de Teresa e de seus companheiros por meio da dançaterapia, e que o estímulo e sua intuição cultivada, valorizando e escutando, contribuem para a reconquista do ser humano.

Vejo María superar a distância geográfica e humana, os preconceitos e barreiras, e convidar cada um para erguer-se à frente de sua própria miséria e dizer 'Sim' a uma vida diferente e possível na qual dançar significa se opor à morte e acreditar que, apesar de tudo, 'é possível'."

Pío Campo
dançaterapeuta, Goiânia, Brasil

***

"Lembro-me de que quando cheguei de Assis carregava uma 'bolsa' de esperanças em uma mão e, na outra, minha filhinha de 4 anos.

Naquele momento de minha vida, esperava ser perfeita para poder me amar, enquanto meu corpo conhecia apenas a dança como expressão estética.

Sentia-me muito mal, cansada de mentir a mim mesmo o tempo todo. Queria me libertar da solidão para ver se meu corpo conseguia unir-se com o que eu sentia.

Naquele momento conheci María que, com seu método, começou em mim um encontro com a cor e a música, e me abriu o coração. Então comecei a compreender, em pouco tempo, onde estava minha energia e, por meio do trabalho com ela, pude encontrar um verdadeiro caminho.

Uma voz interior me sussurrava: 'Você deve crescer de dentro para fora' e também me dizia: 'Ninguém pode ensinar de fora onde está sua alma'.

De Assis a Milão, de Milão a Florença e a Trieste, eu sabia todo ano quando María chegava da Argentina. Essa foi minha verdadeira formação, o encontro com suas pessoas e seus alunos.

O resultado mais importante de seu método foi que comecei a compreender que nosso corpo se comunica permanentemente, que devemos ter tempo para ouvi-lo e que o diálogo interior é o movimento.

Fui a Buenos Aires patrocinada por ela e observei como estudam e dançam os pequenos em suas aulas. Fiquei surpresa com seu humor, seu estilo profundo de vida e sua gratidão para com as pessoas. Ao terminar o encontro em Buenos Aires, pude começar a observar sem julgar. Centenas de pessoas de todo o mundo participam de seus grupos, e ela é sempre a mesma. Fez-me compreender que dançar é viver e a vida é um trabalho que cada um conduz.

Tempos depois de minha volta à Itália, abri um centro de dançaterapia na Catânia, onde moro, e onde posso colocar em prática o que recebi nas aulas com María. Tudo parece um milagre que cresce com profundidade até hoje.

O Centro Eubios é um grupo que criei composto de pessoas adultas e crianças em aulas integradas, além de grupos de formação com o método de María Fux.

Acredito que dentro de cada um de nós existe um centro de inteligência, e quando estamos prontos podemos confrontar de maneira positiva nossa vida, desenvolvendo a capacidade de agradecer."

Valentina La Perlita
dançaterapeuta Grupo Eubios
Catânia, Itália

***

"Conheci María Fux por intermédio de uma amiga. Senti-me atraída e surpresa com sua maneira de se comunicar além das palavras.

Naquele tempo, no ano de 1991, María começava seus primeiros cursos de formação em dançaterapia em Florença. Inscrevi-me e me lembro de que fiquei feliz por poder experimentar uma comunicação que não fosse verbal, mas pela dança.

A formação foi um primeiro caminho para conhecer, a partir do silêncio, o espaço dentro e fora do corpo, aproximando-me do 'Sim, eu posso'.

Essa nova modalidade me aproximou da descoberta de minha sensibilidade e me abriu os olhos, os ouvidos e tudo que havia ao meu redor.

Pelo ensino que promovo em dançaterapia, fundei em Florença a cooperativa social 'A Rosa', para jovens com dificuldades distintas, e pude continuar com o método de María nas aulas de dançaterapia.

Conseguimos com muita alegria comunicar, brincar e fazer espetáculos superando os limites. Trabalhei também com crianças com problemas, educadores e alunos do Centro Estúdio de Dança de Florença, relacionando-me com uma realidade diferente que enriqueceu minha vida.

María volta a Florença todo ano para dar continuidade à escola de formação. Em cada ocasião volto a ser sua aluna e regresso 'à fonte' para poder afirmar o maravilhoso caminho da dançaterapia que nunca termina.

Mesmo morando em Buenos Aires, a presença de María em minha vida cotidiana é sempre forte. Não só é minha amiga querida, mas também minha mestra de vida, e por isso agradeço a ela de coração."

Lorraine Trapman
dançaterapeuta
Florença, Itália

***

☞ 85 anos recém-completados

Quando à noite penso neste livro que estou fazendo, sinto medo de que possa ser meu último livro, ou o começo de algo que não sei.

Quero deixar, com minhas palavras, parte do conhecimento que tenho sobre o movimento, para que outros possam continuar realizando o que são, com a descoberta da criatividade que há dentro de todos.

Mas tenho dúvidas, temores, penso que este livro foi escrito na maturidade de minha vida, que algo aprendi, algo continuo duvidando, algo não sei...

Porém, em meu corpo foram deixadas marcas de pés e de caminhos que tento compreender por meio do movimento que dou e me dão.

Sempre existe meu assombro, o imponderável e o mistério da criação.

Minhas aulas agora são diferentes, como minhas dúvidas. Porque sinto as mudanças, os temas que se aproximam de meu corpo têm a realidade do presente.

Cada um deles tem músicas diferentes, e são o núcleo que desenvolvo ao longo de uma aula de uma hora. Essa preliminar dá início ao encontro com grupos heterogêneos.

Nunca faço um anúncio com eles. Se digo "Cada coisa em seu lugar", utilizo primeiro a base rítmica da palavra que vai criando um clima de abertura e conhecimento do grupo, relembrando sempre que a busca da música tem de ter unidade em cada encontro.

Continuo enunciando os temas que fazem que minhas aulas nunca se repitam e criem uma atmosfera de atenção e interesse, despertando a partir da palavra.

Se começamos trabalhando com um grupo no chão, posso iniciar dizendo que a confiança que o piso fixo dá ao apoiar nossos corpos, abrindo-os, fechando-os, sentindo-os, nos dá segurança. Então digo: "Obrigada, piso, chão, que dá segurança e confiança a meu corpo".

Outro tema poderia ser "O que é um labirinto". É a busca de uma saída para a liberdade. Construímos labirintos com os alunos, em grupo, caminhando sem nos chocar, aprendendo a detectar um espaço para nos mover.

Outras vezes o tema é "Temos raiva, como podemos tirá-la do corpo?" ou "Como podemos trocar os medos pela serenidade?" Também "Hoje estou com meus *nãos*, vamos ver se os transformo em *sins*".

Quando utilizamos a cor (com tecidos, fitas ou papel crepom) digo: "A cor escuta, tem ouvidos e se transforma. A cor sente a força da música, sua alegria, sua tristeza, e nos faz mudar".
Tudo na vida produz mudança.

Capítulo

7

❧ A MÚSICA ❧

Cada vez que concluo um curso ou seminário, tanto na Argentina, mais especificamente em Buenos Aires, como na Itália ou na Espanha, sempre me perguntam pela música que utilizei em nosso trabalho.

E sempre repito: a música não é minha. Foi escrita e criada por músicos diferentes, com formas diferentes que, ao escutá-las, me aproximam da ideia que quero concretizar no movimento.

Também me perguntam frequentemente se a música surge antes da ideia ou vice-versa. Nunca é igual, e também não ensino fórmulas. Acontecem porque quando ouço música sinto que todo meu corpo é um grande ouvido e, naturalmente, a música às vezes me sugere, sem falar, aonde ir nesse caminho que me acompanha em vida, que é o movimento.

Repito que não há regras.

A descoberta da música usando um mesmo tema é sempre algo novo quando a ouvimos em diferentes etapas da vida.

É o mesmo que acontece com os livros: uma mesma obra que li há dez anos hoje leio e é totalmente nova para mim.

A música é ouvida em diferentes dimensões, por diferentes estados emocionais. Uma mesma obra serve de maneira contrastada para o encontro do movimento se atendemos a suas diferentes partes, sonoridades e harmonias, que são percebidas como planos diversos dentro dela.

A primeira vez que escutamos um tema musical, ele pode (ou não) nos fascinar. Nas sucessivas audições podemos obter maior profundidade de percepção e notar novos elementos. Isso depende de nossas mudanças, assim como acontece com a leitura.

Aqui estão algumas músicas que utilizo em minhas aulas, e mais uma vez gostaria de ressaltar que um mesmo tema musical pode ser usado, de forma muito contrastada, de múltiplas maneiras, na mesma ou em aulas diferentes.

Bach, *Suítes para violoncelo*
Vivaldi, *Concertos grossos e sonatas*
The Beatles
Pink Floyd
Ultratango (Argentina), *Astronautas*
Chango Spasiuk (Argentina), *Chamamé crudo*
Rodrigo Leão (Portugal), *Alma mater*
René Aubry (França), *Plaisirs d'amour, Ne me pas oublié*
Brian Eno (Inglaterra), *Ambient*
Grupo Uakti (Brasil), *22 e Trilobyte*
Luis Salinas (Argentina), *Rosario*
Cecilia Todd (Venezuela)
Tomás Thayer (Chile), *Música del bambú*

Astor Piazzolla (Argentina)
Kitaro (Japão)
Madredeus (Portugal), *O paraíso*
Fiorella Mannoia (Itália), *Di terra e di vento*
Sheila Chandra (Inglaterra), *Monosílabos*
Norah Jones (EUA), *Come away with me*
Meredith Monk (EUA)
Egberto Gismonti (Brasil)
Teresa de Sio (Itália), *A Sud, a Sud*
Bruno Coulais (França), *Travelling birds*
Emma Shapplin (França)
I am walking: New Native Music (vários)
Ba Mamour (Senegal)
Cirque du Soleil (Canadá)
La Chilinga (Argentina), *Percusión*
Faraualla (Itália), *Faraualla*
Zaida Saiace (Itália), *Round Tango*
Jacques Lousier Trio (França), *Play Bach*
Virginia Rodrigues (Brasil), *Nós*
María Callas (Grécia), *Casta Diva*
Horacio Salgan (Argentina), *Don Agustín Bardi*
Grupo Corpo (Brasil)
Dulce Pontes (Portugal)

Não acredito que nada chegue a terminar nesse caminho.

A resposta é que continuo pensando e escrevendo o que sinto para melhor ofertar nesta maturidade de minha vida. Mas acredito realmente que tudo que fiz é um estado permanente de interrogações e que o movimento ganha vida que são instantes fugazes e não se repetem.

Talvez este livro possa despertar novas interrogações, encontrando a resposta para o que é ser hoje um dançaterapeuta.

Epílogo

Epílogo, mas que palavra...

O que significa "epílogo"?

Será o fim de algo que se conclui ou o começo de algo por começar?

Estamos em dezembro de 2006.

Se olho para trás, este é o sexto livro que escrevo. Em cada um coloquei a vida, com a sensação de que poderia ser o último; jamais poderia pensar, quando terminava, que outro livro seria editado depois...

Neste momento, aos 85 anos, me dou conta, relendo este livro, de que faltam coisas a dizer.

A sensação, e talvez tenha dito isso muitas vezes, é ao mesmo tempo um sentimento e uma realidade: eu nunca poderia dizer "Terminou". Mas realmente sinto que, por meio deste livro e das imagens gravadas, deixo constância da maturidade desta vida na qual continuo dançando. E aprendendo...

leia também

DANÇATERAPIA
María Fux

María Fux é bailarina, coreógrafa e professora com uma brilhante trajetória profissional. Relata neste livro a sua experiência de mais de trinta anos com o ensino da dança para crianças, adolescentes e adultos afetados pela surdez e por outras deficiências sensoriais e motoras. Sua experiência neste trabalho possibilitou o desenvolvimento de várias técnicas que são fruto da intuição, paciência, perseverança e, acima de tudo, empatia.

REF. 10315   ISBN 978-85-323-0315-8

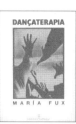

DEPOIS DA QUEDA... DANÇATERAPIA!
María Fux

Neste livro, María Fux relata sua recente queda e consequente fratura da patela. Ela utiliza essa experiência para explicar ao leitor como as partes sadias do corpo — assim como no trabalho com deficientes — são as que determinam a reconstrução corporal integral. Num estilo informal e espontâneo, María organiza recordações e experiências, transmitindo ao leitor suas propostas para uma pedagogia artística, artesanal, que se apoia na música e no poder da palavra.

REF. 10863   ISBN 85-323-0863-5

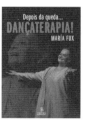

FORMAÇÃO EM DANÇATERAPIA
María Fux

A autora amplia os conceitos que regem a dançaterapia. A partir de uma série de experiências pessoais, revela os diversos passos que a conduziram para a sua opção pessoal e profissional, e nos faz compreender como descobriu seu corpo, enriqueceu seu movimento e desenvolveu sua criatividade. Ela relata suas experiências no ensino e utiliza-as como linha mestra para definir o processo de formação do dançaterapeuta, caminho em que foi pioneira na Argentina.

REF. 10552   ISBN 85-323-0552-0

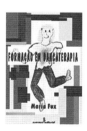

DANÇA, EXPERIÊNCIA DE VIDA
María Fux

María Fux condensa neste livro sua experiência de mais de trinta anos como coreógrafa e bailarina e, sobretudo, como educadora que transmite sua linguagem artística. O livro mostra como podemos nos expressar através do corpo como meio de comunicação a serviço da educação, mesmo quando há problemas de deficiência física ou limitação pela idade.

REF. 10170   ISBN 85-323-0170-3

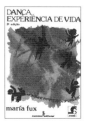

IMPRESSO NA

sumago gráfica editorial ltda
rua itauna, 789   vila maria
02111-031   são paulo   sp
tel e fax 11 **2955 5636**
sumago@sumago.com.br

G R Á F I C A
sumago

------- dobre aqui -------

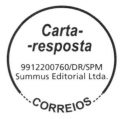

CARTA-RESPOSTA
NÃO É NECESSÁRIO SELAR

O SELO SERÁ PAGO POR

AC AVENIDA DUQUE DE CAXIAS
01214-999 São Paulo/SP

------- dobre aqui -------

summus editorial

CADASTRO PARA MALA DIRETA

Recorte ou reproduza esta ficha de cadastro, envie-a completamente preenchida por correio ou fax, e receba informações atualizadas sobre nossos livros.

Nome:_____ Empresa:_____

Endereço: ☐ Res. ☐ Coml. _____ Bairro:_____

CEP: _____-_____ Cidade: _____ Estado: _____ Tel.: ( ) _____

Fax: ( ) _____ E-mail: _____ Data de nascimento: _____

Profissão:_____ Professor? ☐ Sim ☐ Não Disciplina:_____

1. Você compra livros por meio de:

☐ Livrarias ☐ Feiras
☐ Telefone ☐ Correios
☐ Internet ☐ Outros. Especificar:_____

2. Onde você comprou este livro?

_____

3. Você busca informações para adquirir livros:

☐ Jornais ☐ Amigos
☐ Revistas ☐ Internet
☐ Professores ☐ Outros. Especificar:_____

4. Áreas de interesse:

☐ Educação   ☐ Administração, RH
☐ Psicologia   ☐ Comunicação
☐ Corpo, Movimento, Saúde   ☐ Literatura, Poesia, Ensaios
☐ Comportamento   ☐ Viagens, *Hobby*, Lazer
☐ PNL   ☐ Cinema

5. Nestas áreas, alguma sugestão para novos títulos?

_____

6. Gostaria de receber o catálogo da editora? ☐ Sim ☐ Não

Indique um amigo que gostaria de receber a nossa mala direta

Nome:_____ Empresa:_____

Endereço: ☐ Res. ☐ Coml. _____ Bairro:_____

CEP: _____-_____ Cidade: _____ Estado: _____ Tel.: ( ) _____

Fax: ( ) _____ E-mail: _____ Data de nascimento: _____

Profissão:_____ Professor? ☐ Sim ☐ Não Disciplina:_____

cole aqui

Summus Editorial
Rua Itapicuru, 613 7º andar 05006-000 São Paulo - SP Brasil Tel. (11) 3872-3322 Fax (11) 3872-7476
Internet: http://www.summus.com.br   e-mail: summus@summus.com.br